CB135532

o sexto sentido das crianças

Litany Burns

o sexto sentido das crianças

Como estimular a capacidade intuitiva do seu filho

Tradução
ROSANE ALBERT

EDITORA CULTRIX
São Paulo

Título original: *The Sixth Sense of Children.*

Copyright © 2002 Litany Burns.

Publicado originalmente nos Estados Unidos sob o título acima.

Publicado mediante acordo com NAL Signet, membro da Penguin Group (USA) Inc.

Todos os direitos reservados. Nenhuma parte deste livro pode ser reproduzida ou usada de qualquer forma ou por qualquer meio, eletrônico ou mecânico, inclusive fotocópias, gravações ou sistema de armazenamento em banco de dados, sem permissão por escrito, exceto nos casos de trechos curtos citados em resenhas críticas ou artigos de revistas.

A Editora Pensamento-Cultrix Ltda. não se responsabiliza por eventuais mudanças ocorridas nos endereços convencionais ou eletrônicos citados neste livro.

Dados Internacionais de Catalogação na Publicação (CIP)
(Câmara Brasileira do Livro, SP, Brasil)

Burns, Litany
O sexto sentido das crianças : como estimular a capacidade intuitiva do seu filho / Litany Burns ; tradução Rosane Albert. -- São Paulo : Cultrix, 2005.

Título original: The sixth sense of children : nurturing your child's abilities.
ISBN 85-316-0915-1

1. Crianças - Aptidão psíquica 2. Crianças - Aptidão psíquica - Estudo de casos 3. Intuição (Psicologia) I. Título.

05-8148 CDD-133.8083

Índices para catálogo sistemático:
1. Crianças : Dons psíquicos : Parapsicologia 133.8083

O primeiro número à esquerda indica a edição, ou reedição, desta obra. A primeira dezena à direita indica o ano em que esta edição, ou reedição, foi publicada.

Edição	Ano
1-2-3-4-5-6-7-8-9-10-11	05-06-07-08-09-10-11-12-13

Direitos de tradução para o Brasil
adquiridos com exclusividade pela
EDITORA PENSAMENTO-CULTRIX LTDA.
Rua Dr. Mário Vicente, 368 — 04270-000 — São Paulo, SP
Fone: 6166-9000 — Fax: 6166-9008
E-mail: pensamento@cultrix.com.br
http://www.pensamento-cultrix.com.br
que se reserva a propriedade literária desta tradução.

Impresso em nossas oficinas gráficas.

Para todas as crianças
que vivem em silêncio
esperando para ser ouvidas

Segundo as Nações Unidas, o sexto bilionésimo
ser humano que agora habita este planeta
nasceu no dia 19 de julho de 1999, na Califórnia.
Todos os dias quatrocentas mil crianças
vêm ao mundo trazendo seu objetivo
espiritual para a humanidade.

Sumário

Introdução

Eu fui uma criança que nasceu com um "sexto sentido". Quando eu previa espontaneamente um acontecimento futuro, ficava surpresa por ele ocorrer. Eu sabia o que as pessoas iam dizer antes que elas falassem e achava isso muito engraçado. Eu sabia o que os animais estavam sentindo e quando as pessoas gostavam ou não gostavam uma da outra ou de mim. Reconhecia o estado de espírito dos meus professores. Eu me sentia bem em relação a esses sentimentos quando eles surgiam, e então eu parei de pensar neles. Uma vez, quando meu irmão estava demorando para chegar, eu disse a minha mãe que não se preocupasse porque eu sabia intuitivamente que ele telefonaria da casa de um amigo dentro de alguns minutos. Fui castigada quando minha previsão se realizou. Meu pai riu quando eu lhe disse: "O cachorro está assustado e precisa ficar no meu quarto." O cachorro foi posto para fora e uivou a noite inteira. Eu tanto assustava os adultos com minhas aptidões excepcionais quanto era ignorada por causa delas.

Eu não era uma criança esquisita e fazia as mesmas coisas que as outras. Ia bem na escola, tinha amigos e participava de atividades. Tomei parte em competições esportivas, estudei música, escrevi poesia. À medida que eu crescia, ninguém da minha família, vizinhança, escola ou comunidade reconhecia meus talentos intuitivos. Esses talentos simplesmente existiam. Do mesmo modo que minhas aptidões atléticas, musicais e poéticas, eles eram uma parte de mim que esperava ser descoberta, desenvolvida e usada, mas nada foi feito com relação a isso. Sempre que eu verbalizava essas impressões provocadas pelo sexto sentido, diziam-me que eu deveria me preocupar com meus próprios assuntos, que "as crianças deveriam ser olhadas e não ouvidas", que eu tinha feito alguma coisa ridícula e errada.

Gradualmente, fui deixando de dizer às pessoas o que eu "sentia". Parei de escutar minhas impressões naturais que não tivessem explicações lógicas. Não queria mais que rissem de mim, ou me castigassem, ou me ignorassem. Comecei a ouvir as vozes das outras pessoas, sentindo que eu não podia mais saber as coisas por mim mesma. Quando seguia a orientação e os conselhos dos outros, eu me sentia aceita e era recompensada. Podia ser amada. Levei vinte dolorosos anos para reencontrar minha própria voz.

Durante todo esse tempo meu sexto sentido não desapareceu. Não importava o quanto eu me esforçasse para evitar minhas impressões ou para separar essa parte de mim mesma da minha vida, eu ainda as sentia. Eu simplesmente não fazia nada com relação a elas. Não conhecia ninguém mais que passasse pelas mesmas experiências. Aparentemente eu agia da mesma maneira que todas as outras pessoas, mas, intimamente, achava que havia alguma coisa errada comigo. Minha família tinha um convívio muito próximo e ainda assim nenhum de nós tinha qualquer noção que todos tínhamos experiências intuitivas. Nunca se discutiu o fato de que meu pai, quando menino, acordara de um sonho e chamara o nome de seu tio favorito no exato momento em que ele morria num incêndio a mais de 480 quilômetros dali. Não prestávamos atenção às conversas infantis diárias do meu irmão com "Notesy", seu amigo imaginário. Não tínhamos consciência dos sonhos recorrentes de minha mãe com parentes mortos. Ninguém explicava por que minha irmã começara a ver halos coloridos em volta das pessoas. Ela foi levada ao oftalmologista, sua experiência foi descartada e nunca mais se repetiu.

Minha família não era estranha nem excêntrica. Não tivemos bruxas nem videntes entre nossos ancestrais. Na verdade, não acreditávamos em nada disso. Simplesmente não sabíamos o que dizer às pessoas com relação a essas experiências. Nós não falávamos a respeito delas, achávamos que ninguém mais as tinha.

Numa excursão familiar a uma loja de brinquedos quando eu tinha 12 anos, descobri o que eu pensei que fosse um jogo. Atraída por esse jogo em particular e rejeitando os outros, levei-o para casa. Acheio muito estranho, já que não tinha mais do que duas peças. Quando comecei a brincar com meu tabuleiro Ouija, imediatamente comecei a me comunicar com um espírito. Nunca tinha me encontrado com um espírito antes daquele dia, assim não sabia que deveria ficar assustada. Esse espírito, em particular, era muito amistoso. As previsões feitas pelo espírito e as informações que me revelou surpreenderam-me e excitaram-me. Outros membros da família brincaram com meu jogo, mas logo perderam o interesse.

No isolamento do meu quarto, continuei a me comunicar com meu novo "amigo". Estranhamente, não fiz nenhuma ligação dessa experiência com qualquer das minhas outras experiências intuitivas. Elas estavam esquecidas, mas, mesmo assim, não contei nem mesmo aos meus amigos mais íntimos sobre o espírito amigo do meu tabuleiro Ouija. Não queria que rissem de mim ou que me dissessem que estava fazendo alguma coisa boba ou errada. Trinta anos mais tarde eu aprendi que os tabuleiros Ouija são instrumentos espirituais e não jogos. Usados inteligentemente, eles abrem as portas para lugares nunca vistos.

Durante toda a minha adolescência e quando cursei a faculdade, comecei a me sentir mais à vontade com o meu lado intuitivo, mas não o suficiente para conversar sobre isso com ninguém mais. Os sonhos tornaram-se mais vívidos, as previsões passaram a se realizar e o meu interesse pelo meu espírito amigo não passou, mas eu ainda dava atenção às pessoas porque achava que era o melhor para mim.

A dor de viver sem confiar em minha própria voz me tornou insegura e levou-me a procurar o conhecimento por meio da introspecção, da leitura e da busca por respostas aos meus problemas diários. Nunca pensei em tentar usar meu sexto sentido para nada. Continuamente a voz da minha intuição era a primeira a ser ouvida e a última em que eu confiava. Eu a ignorava quando precisava mais dela e, ainda assim, ela não desaparecia.

Depois de viver anos num turbilhão emocional, comecei a prestar atenção às minhas percepções parapsíquicas porque comecei a perceber que elas eram certas. Informações inconscientes vindas de sonhos e de momentos de vigília eram mais exatas do que a maioria dos conselhos que as outras pessoas me davam. Comecei a verbalizar essas informações, transmitindo percepções exatas aos meus amigos. Comecei a escrever histórias, confiada nos meus momentos de inspiração. Li mais a respeito de fenômenos parapsíquicos, procurei profissionais e aprendi a nomenclatura das diversas aptidões intuitivas que eu vinha utilizando naturalmente desde que nascera.

Esses talentos tornaram-se uma parte mais consciente do meu dia-a-dia. Eu queria usá-los e ficava cada vez mais entusiasmada à medida que ia descobrindo como eles eram úteis. A minha auto-estima e minha confiança cresciam a cada percepção que se mostrava exata. Eu não duvidava mais de mim e queria tentar mais coisas. Intimamente, minha vida tornou-se menos conflitante.

Entusiasmada com esse tipo de percepção, contei espontaneamente aos meus amigos sobre isso. Eles contaram a outros amigos e logo eu estava fazendo leituras parapsíquicas sem mesmo me preparar para elas. Parei de ficar imaginando como seria possível saber essas coisas e comecei a usar essa parte real de mim mesma. Hoje, pessoas que me são completamente estranhas sentam-se diante de mim e, como uma profissional, eu confio no conhecimento que me é dado sobre elas e suas vidas pessoais.

Tão logo comecei a aprender como o meu sexto sentido era importante para a minha lucidez e confiança, comecei a ensinar a outras pessoas aquilo que eu sabia. Minha primeira turma foi de crianças, já que eu me lembrava de como tinha sido minha infância. As crianças, com a idade variando entre 7 e 14 anos, estavam entusiasmadas. Sem a menor hesitação elas aproveitaram os exercícios, felizes por se sentirem bem com relação às aptidões que surgiam tão facilmente para elas. Observando o entusiasmo e com que facilidade aceitavam seus talentos naturais, inatos, pensei sobre todos os anos de silêncio da minha infância.

Esse sexto sentido em crianças não é um caso isolado ou exclusivo, como muitos filmes ou livros querem fazer acreditar. Atualmente, há milhões de crianças intuitivas muito normais brincando, trabalhando, dormindo e sonhando por todo o mundo. Elas brincam nas ruas das cidades, nos campos das áreas rurais ou nos pátios das casas nos subúrbios. São pobres e ricas; negras, brancas, amarelas e mulatas; baixas e altas; meninos e meninas. Sua estrutura física não limita suas aptidões especiais. O sexto sentido de cada criança é tão natural quanto rir, amar, aprender e respirar.

No entanto, ainda há em nossos dias muitas crianças intuitivas que são silenciosas. Elas não falam sobre seus amigos imaginários. Elas não são capazes de se concentrar ou alcançar seu potencial nas salas de aula. São muito emotivas e sensíveis ao ambiente que as cerca. Têm baixa auto-estima. Elas reprimem o que vêem ou sentem por medo de parecerem estranhas, tolas ou esquisitas. São brilhantes, ativas, artísticas, atléticas e amorosas e, ainda assim, no íntimo, elas sofrem sozinhas. Elas não sabem por que sentem as coisas tão profundamente, por que vêem coisas que não são visíveis para os outros, como conseguem dizer quando as coisas vão acontecer, por que reagem tão intensamente ao que os outros dizem ou fazem. Algumas ficam deprimidas, hiperativas, esgotadas, enraivecidas ou mesmo violentas.

Em um mundo tecnológico obcecado pela realidade virtual, conversas que se dão no espaço cibernético, música tecno, e com um futuro que apresenta potencialmente uma escassez de alimentos, poluição do ar, aquecimento global, riscos à saúde e condições de vida desconhecidas, as crianças vão precisar ser física e espiritualmente capazes. Agora, mais do que nunca, as crianças precisam ficar em contato com sua própria voz interior, sua força interior, idéias criativas, amor-próprio e intuição a fim de ter uma vida completa mais satisfatória.

O Sexto Sentido das Crianças convida-o a penetrar no mundo interior. Ele oferece percepções que podem ser aplicadas num mundo muito moderno e não exclui qualquer crença religiosa ou espiritual ou conhecimentos que os leitores já possam ter. Aberto a todos, ele oferece um meio dinamicamente estimulante de observar o potencial verdadeiro que existe em cada um de nós. Conhecer esses talentos inatos e aprender a usá-los concretamente no dia-a-dia pode ajudar as crianças, os pais, os amigos, os professores, os irmãos e os parentes a perceber seu verdadeiro potencial em casa, na escola e diante da vida.

O Sexto Sentido das Crianças rompe o silêncio de modo que as crianças possam desenvolver abertamente os talentos que já possuem para se aprofundar e conhecer a si mesmas, seus iguais e o ambiente social em que vivem, e também o mundo em rápida transformação à sua volta. Para esse fim, muitos dos exercícios e técnicas que fazem parte deste livro foram criados especialmente para serem aproveitados e compartilhados pelas crianças e suas famílias juntas enquanto desenvolvem e descobrem suas aptidões naturais intuitivas. O livro oferece uma oportunidade para examinarem um modo inteiramente novo de compreender a família como uma unidade em crescimento formada por indivíduos únicos. Finalmente, estende seu convite para todos os adultos de qualquer idade para que redescubram seu próprio sexto sentido e aproveitem de verdade a criança viva e saudável que existe dentro de si mesmos.

Com essa informação, eu chego na criança que existe em todos nós e que nos surpreende com sua percepção, toca-nos com amor, liga-nos uns aos outros, que nos faz rir, ajuda-nos a chorar e nos mantém zelosos e inteiros. Eu escrevi com a esperança de altruisticamente conseguir arrancar da nossa cabeça a hipocrisia e a desinformação e poder arejá-la para alcançarmos uma mente aberta e educada. *O Sexto Sentido das Crianças* faz brotar a voz de cada criança para que seja ouvida — de modo completo e claro, com prazer e amor.

*"Estou sentindo cheiro de queimado, mamãe", disse Carla, uma garotinha de 6 anos, enquanto sua família jantava. Sua mãe foi verificar o fogão e todos os aparelhos elétricos. Estava tudo em ordem. "Ainda estou sentindo o cheiro de alguma coisa queimando", insistiu Carla. Aborrecido com a interrupção de Carla, o pai levantou-se da mesa e examinou todas as instalações elétricas, inclusive as da garagem e do porão. Disseram a Carla que acabasse sua comida e fosse direto para a cama.**

Naquela noite, enquanto todos dormiam, Carla acordou e correu para o quarto dos pais. "Papai! Papai! Alguma coisa está pegando fogo!" Embora não estivesse sentindo nenhum cheiro de fumaça, o pai sonolentamente desceu as escadas para inspecionar a casa. Quando chegou na lavanderia, ele descobriu o começo de um curto-circuito, interrompendo-o rapidamente e acabando com a possibilidade de um incêndio.

Michelle e Teresa eram duas garotas de 10 anos; elas eram muito amigas, apesar de viverem em cidades diferentes. Uma sabia imediatamente quando a outra estava doente ou enfrentando alguma dificuldade.

Certo dia, enquanto Teresa estava doente em casa e Michelle estava na escola, Teresa sentiu que a amiga estava em perigo. Incapaz de alcançá-la e sabendo que Michelle estava voltando a pé da escola, Teresa mandou-lhe uma mensagem telepática: "Não vá para casa pelo mesmo caminho. Vá por outro." Teresa não tinha a menor idéia da razão que a levava a fazer isso, ela apenas sabia que precisava ficar repetindo a mensagem em sua mente."Não vá para casa pelo mesmo caminho. Vá por outro." Sem pensar, Michelle desviou-se de repente de um grupo de crianças que estavam quase atravessando a rua e dirigiu-se para baixo, seguindo outra rua a fim de chegar em casa. Pouco depois, um carro perdeu o controle e atropelou algumas das crianças que estavam antes com Michelle, ferindo-as.

* As histórias no começo dos capítulos são baseadas em anos de experiência trabalhando com crianças intuitivas.

Pedro, um menino de 7 anos, via anjos. Ele só os enxergava quando eles tinham alguma coisa a lhe dizer. Em um sábado, um anjo transmitiu a Pedro uma mensagem que era para ser dada a seu pai. "Papai", começou Pedro, tentando chamar a atenção do pai que estava trabalhando no computador. "Por favor, Pedro", disse o pai. "Agora estou ocupado. Mais tarde a gente conversa." O anjo de Pedro continuava a dizer-lhe que transmitisse a mensagem a seu pai. Pedro esperou pacientemente. Finalmente, Pedro disse ao pai antes de sair da sala: "Papai, você precisa escolher o azul. Escolha o azul."

Sem que Pedro soubesse, seu pai estava trabalhando com seu escritório num complicado sistema on-line, usando códigos de duas cores. Cada código representava um conjunto de variáveis que continha soluções distintas para uma fórmula de telecomunicação que ele e muitos pesquisadores estavam analisando para sua empresa — uma fórmula que poderia render muito dinheiro. Levantando as mãos num gesto de capitulação, o pai de Pedro, rindo, acessou o programa azul do seu computador e o examinou. Dentro de uma hora, ele e seus colegas descobriam a solução que estavam procurando havia dois meses.

1

O que é o Sexto Sentido das Crianças?

Mãe: "Olha o nenê! Ele está tentando nos dizer alguma coisa."
Pai: "Ele está mexendo as mãos. Ele quer alguma coisa."
Mãe: "Ele quer o elefante fofinho."
Pai: "Ele não quer isso. Ele quer ser carregado."
O pai levanta o bebê. O bebê chora. O pai passa o bebê para a mãe. Ele continua a chorar.
Pai: "Dê a ele o ursinho que está aí ao lado."
O bebê continua a chorar.
Mãe: "Olha aqui." Ela põe o elefante fofinho ao lado do bebê, e ele pára de chorar.

Coincidência? Casualidade? Intuição materna?

Ou um outro nível de comunicação?

Todas as crianças são naturalmente intuitivas. Desde o momento em que entram no mundo físico como bebês, eles contam espontaneamente com seu sexto sentido para sua comunicação e proteção. É o que sabem inatamente. Como os animais, eles contam com essas impressões básicas não faladas para sua sobrevivência física diária antes que suas habilidades verbais, mentais e sociais tenham se desenvolvido.

Paralelamente ao uso de seus sentidos físicos de paladar, tato, visão, audição e olfato, os bebês se relacionam com as pessoas e seu ambiente usando esse outro conjunto de talentos comumente denominados de sexto sentido, intuição ou aptidões parapsíquicas.

Ponha um bebê numa sala com muitas pessoas e ele desinteressadamente será atraído pela pessoa com quem ninguém jamais esperaria que ele fosse se sentir à vontade — o velho tio rabugento, a adolescente tímida, o vizinho desinteressante, a tia preocupada. Todas as famílias têm essas histórias sobre bebês aninhando-se no colo de parentes em que nenhum dos outros conseguia ficar, o gato se esfregando amorosamente nas pernas da única pessoa na sala que "odeia gatos". Por que isso acontece? Sem a intromissão de barreiras mentais, o bebê ou o animal "sentem" intuitivamente o amor mais profundo da pessoa e confia nele, enquanto os adultos podem não fazê-lo.

> *Kaitlin tinha oito meses. Parentes distantes dos Sturber estavam lhes fazendo uma visita. Estavam todos reunidos em torno da mesa da cozinha tomando café e comendo bolo enquanto Kaitlin dormia nos braços da mãe. Só um dos parentes não estava presente. O tio Theo, que não era muito sociável, tinha ido para a sala de visitas para olhar um jogo de beisebol na televisão. Logo os outros homens se juntaram a ele, inclusive o pai de Kaitlin, a quem ela adorava.*
>
> *Depois que acordou, Kaitlin batalhou até conseguir ir para o chão e começou a engatinhar em direção à sala de visitas, dispensando os braços estendidos das parentas amorosas. Ela deliberadamente engatinhou passando reto por seu pai e seguindo em direção ao tio Theo, que a ignorou. Ela agarrou na perna da calça dele e, com grande persistência, conseguiu ficar em pé, começando a chorar logo em seguida. Sem tirar os olhos da tela da televisão, o tio Theo levantou-a e a colocou em seu colo, não fazendo nada mais além disso. Satisfeita, Kaitlin aninhou-se ali e adormeceu.*

Estudos parapsicológicos têm mostrado outros aspectos interessantes referentes a comportamentos intuitivos em bebês. Tem sido relatado que, quando um bebê é colocado no mesmo ambiente que uma pessoa que se sinta cansada ou esgotada, sem que essa pessoa demonstre qualquer outro sinal externo dessa condição, o bebê vai reagir ficando nervoso, irritável ou agitado sem ter nenhuma razão aparente.

Experiências têm demonstrado que se uma criança for colocada numa sala ou casa em que uma discussão ou uma situação emocionalmente carregada tenha ocorrido há pouco tempo, ela vai responder às "vibrações" ou à energia negativa, mesmo que nenhuma das pessoas envolvidas esteja presente. Freqüentemente o bebê fica desassossegado quando a mãe, ou quem toma conta dele, sem dar um sinal exterior de sua intenção, planeja sair mais tarde por algumas horas. A criança pode sem motivo nenhum agarrar-se mais a ela fisicamente ou exigir mais tempo e atenção.

Timothy era um bebê feliz. Nada parecia aborrecê-lo. Sua mãe, então, percebeu que todas as vezes em que começava a planejar mentalmente sair para fazer compras com uma vizinha, ele começava a chorar e a ficar agitado. Ela fez algumas experiências para ver se essas circunstâncias se relacionavam, fazendo seus planos apenas quando ele estava dormindo. Sem que ela agisse de maneira diferente com relação a ele, o bebê sistematicamente reagia no dia em que ela ia sair, não importava o horário ou a data. Atribuindo isso a uma coincidência ou ao seu comportamento inconsciente em relação ao filho, ela ficou surpresa quando uma amiga inesperadamente lhe telefonou para convidar para um almoço e Timothy começou a exibir a mesma agitação momentos antes de ela desligar o telefone.

Os bebês contam com seu sexto sentido — suas aptidões intuitivas ou parapsíquicas — para se comunicar conosco muito antes de aprenderem a falar. Esse talento parapsíquico, a capacidade de um ser humano de mandar e receber impressões mentais para outro, é chamado de telepatia. É a mais comum de nossas aptidões parapsíquicas e é normalmente usada pelos bebês antes que entendam as palavras e a linguagem. De fato, os bebês muitas vezes incentivam os adultos a redescobrirem suas próprias aptidões telepáticas ao se comunicar com eles.

Essa habilidade em adultos, comumente chamada de "intuição materna", espalha-se por todas as culturas na história entre mães ou pais e sua descendência. Antes do nascimento, e enquanto as crianças estão se desenvolvendo fisicamente, as mães intuitivamente sabem as necessidades e os desejos de seus filhos e se comunicam livremente com eles. Depois do nascimento, na maioria das vezes, o bebê está ligado telepaticamente com a mãe porque ele precisa de troca, de proteção, carinho ou reforço emocional.

As crianças, muito antes de falarem de verdade, usam suas habilidades intuitivas naturais para sentir as necessidades emocionais dos adultos. Muitas vezes, uma criança pequena, sem razão aparente, pára repentinamente o que está fazendo e sai correndo em direção a um adulto e lhe dá um beijo inesperado ou um abraço. Como se tivesse sido guiada por uma indicação não-verbal, a criança pode presentear um adulto com um brinquedo de estimação e então calmamente voltar para sua brincadeira sem saber mentalmente que o adulto estava passando por uma situação de extremo cansaço ou desilusão. As crianças também sentem as vibrações, as energias, ou os lugares.

> *Garry, uma criança normalmente tranqüila, começou a chorar no momento em que seus pais se instalaram numa velha pousada quando estavam em férias. Embora os arredores fossem calmos, Garry recusou-se a dormir durante toda a noite. Quando eles se mudaram para uma outra pousada antiga em outro lugar, mas na mesma cidade, Garry dormiu tranqüilamente. Mais tarde, os pais ficaram sabendo pelos moradores da cidade que um assassinato havia sido cometido muitos anos antes na primeira hospedaria.*

À medida que as crianças se desenvolvem fisicamente, elas aprendem a se expressar. Freqüentemente combinam suas novas aptidões verbais aprendidas com sua confiável comunicação telepática não-verbal, criando, assim, uma grande lacuna de compreensão entre elas e os adultos. A falta de vocabulário pode muitas vezes causar confusão. Muitas vezes elas sentem-se frustradas quando os adultos não entendem o que estão tentando dizer.

Uma criança pode dizer, por exemplo, "Johnny vai". Mas isso pode querer dizer que ele quer que você vá até ele. A mistura da linguagem aprendida com a linguagem intuitiva pode estar em sincronia para a criança mas não para o adulto que se apóia totalmente na linguagem verbal para a comunicação.

À medida que as crianças começam a contar mais firmemente com suas habilidades verbais para a comunicação, elas ainda conservam suas aptidões telepáticas. Quando estão sob pressão emocional ou situações geradoras de tensão, elas podem reverter para a comunicação telepática, porque é aí que elas se sentem mais seguras para expressar suas necessidades básicas. Os adultos podem encarar isso como um retrocesso à condição de bebê ou prova de imaturidade, mas as crianças estão simplesmente se apoiando naquilo que elas sabem que é real e útil para elas.

O interessante é que os adultos muitas vezes fazem a mesma coisa de modo inconsciente. Principalmente em momentos de *stress* emocional ou de confrontação, os adultos podem esperar que os outros envolvidos percebam e entendam a intenção de suas palavras ou ações ou pensamentos íntimos sem expressar tudo isso de maneira completa. Eles retornam aos talentos primários telepáticos que usavam quando eram bebês e se sentiam mais profundamente ameaçados. Pense nisso. Será que você nunca fez isso?

Muitas vezes os irmãos mais velhos, já "crescidos" para usar seus talentos telepáticos, retornam naturalmente a eles para transmitir aos adultos as necessidades ou os desejos dos irmãos mais novos.

Quando Keisha estava com 2 anos de idade e começou a chorar de frustração depois de apontar para o sapato novo e dizer: "Pé, pé", sua mãe pensou que ela estava com dor. Ela tirou o sapato da menina, examinou o pé dela e não achou nada de errado. Calçou de novo o sapato, o que fez Keisha chorar mais alto. Com medo de machucar a filha, ela tirou o sapato, e a criança chorou mais ainda. Finalmente o irmão de Keisha, Kevin, que tinha 7 anos, entrou na sala.

"O que você quer?", ele perguntou para a menina. Ela olhou para ele com olhos suplicantes e continuou a chorar. Sem dizer

uma palavra, Kevin foi até o armário de Keisha, pegou um outro par de sapatos e começou a calçá-los nela. Imediatamente a criança parou de chorar.

Como intérpretes de língua estrangeira, os irmãos mais velhos tornam-se tradutores da comunicação não-verbal entre os mais novos e o mundo adulto. Compreendendo as crianças mais novas num nível intuitivo, os irmãos conseguem sentir as necessidades e os sentimentos mais profundos que elas não conseguem verbalizar. Muitos adultos automaticamente pedem aos irmãos mais velhos para explicar-lhes o que uma criança está querendo ou de que está precisando.

Joshua tinha 7 anos e Jake, seu irmão que era autista, tinha 4. Jake era incapaz de se comunicar verbalmente, mas Joshua sempre sabia do que Jake precisava. Com muita calma, ele se aproximava da mãe, enquanto Jake permanecia sentado em sua cama olhando a janela, e lhe dizia quando o irmão queria ir ao banheiro ou quando estava com fome. Todas as vezes que a mãe aceitava o que Joshua lhe dizia, Jake respondia positivamente. Joshua não se preocupava mais com Jake do que sua mãe, mas ele simplesmente compreendia telepaticamente o que Jake estava pedindo.

De fato, a comunicação telepática é uma maneira muito comum de comunicação entre irmãos. Já que foi o meio inicial de falar um com o outro, ele é mais fácil e mais rápido — uma espécie de código que permite a eles manterem seus segredos longe dos adultos. Quantas vezes você e sua irmã, irmão, primo ou amigo comunicaram-se entre si sem palavras quando os pais ou professores tentaram conseguir alguma informação de algum de vocês? É uma maneira simples e segura para as crianças de manter contato umas com as outras enquanto evitam a intromissão dos adultos.

Embora a maioria dos adultos no mundo moderno dificilmente concentre-se para usar seus talentos telepáticos, há culturas e grupos tribais que contam com eles ostensivamente. Os índios San Blas do Panamá, os índios de Manitoba e povos indígenas da Nova Guiné e Samoa usam a telepatia como um meio natural de comunicação diária entre adultos e crianças. Para eles é um meio natural e útil para compreender um ao outro instantaneamente.

Os gêmeos também apóiam-se ostensivamente nas ligações telepáticas entre eles e as usam no correr da vida adulta. Em função desses laços estreitos, cada gêmeo intuitivamente sabe o que o outro está pensando, sentindo ou sabendo.

> *Quando Kelly, aos 4 anos de idade, esfolou feio o joelho quando estava brincando no balanço na casa de uma amiga, do outro lado da cidade, sua irmã gêmea Deirdre, presa em casa com uma gripe, agarrou o mesmo joelho, na mesma hora e começou a chorar de dor. Instantes depois a mãe recebeu um telefonema da casa da mãe da amiga contando sobre o acidente de Kelly.*

Há inúmeras histórias documentadas que relatam como gêmeos usam seu sexto sentido para encontrar um ao outro depois de ficarem separados durante anos; como um gêmeo pode sentir fisicamente o que o outro está vivendo, mesmo que haja quilômetros ou continentes entre eles; como gêmeos têm uma linguagem secreta que outros irmãos podem não ter. Em Zulu, Baganda e Yoruba, povos da África, os gêmeos são considerados possuidores de habilidades mágicas para prever o futuro graças a seus poderes telepáticos compartilhados.

As crianças, mesmo as gêmeas, não "possuem" um sexto sentido mais aguçado do que os adultos. Elas simplesmente são mais abertas e estão mais em contato com o uso de seus talentos intuitivos naturais em sua vida física.

Em culturas antigas, como na lendária Atlântida, no Egito, na Grécia e em Roma, as crianças pequenas que demonstrassem talentos parapsíquicos excepcionais eram admiradas, muitas vezes reverenciadas, por suas famílias e pela sociedade. Intuitivamente, as crianças que tinham dons eram selecionadas como potenciais líderes possuidores de autoridade e conhecimento espiritual que poderiam beneficiar toda a sociedade. Os gregos antigos consultavam os astrólogos antes que uma criança nascesse, querendo saber como incentivá-la em seu desenvolvimento tanto físico quanto espiritual. Os egípcios saudavam os talentos intuitivos de suas crianças como "presentes do céu", nutrindo grande respeito por eles em razão de seus poderes benéficos.

Mesmo a cultura moderna, concentrada na tecnologia e no pensamento racional, está cheia de histórias de pessoas com poderes sobrenaturais positivos e conhecimento espiritual, em contos folclóricos e de fadas, na literatura contemporânea, na arte, em revistas em quadrinhos, nas superstições e na Bíblia. As pessoas de todas as culturas da terra ensinam seus jovens com histórias da criação e fábulas que envolvem seres sobrenaturais com poderes benéficos. Atualmente, nos desenhos animados da televisão e nos livros infantis, esses seres aparecem com características modernas.

No entanto, num mundo moderno, ensina-se muito cedo às crianças que o pensamento racional precisa dominar seus sentidos primários intuitivos. Por causa da ênfase deliberada na lógica racional e intelectual, as crianças que contam com suas percepções intuitivas começam a questioná-las. Elas duvidam de seu uso em um mundo que acredita que o "pensamento mental" corresponde a "recompensa". A ênfase dada à inteligência física mais do que ao conhecimento espiritual e à intuição ensina às crianças do Ocidente que a lógica mental produz mais realizações do que as experiências espirituais. As percepções e aptidões parapsíquicas, embora inerentes ao nascimento, nunca são discutidas e muitas vezes são vistas como estranhas, assustadoras ou problemáticas, em vez de estimulantes, admiráveis ou provocativas conforme as crianças forem amadurecendo. Essas crianças que permanecem visivelmente ligadas às suas impressões parapsíquicas e contam com sua intuição descobrem que o mundo exterior é problemático.

Problemas e Possibilidades

Muitas vezes negligenciado, encarado superficialmente ou mal compreendido por pais e professores, esse sexto sentido das crianças cria uma variedade de problemas para elas em um mundo aparelhado para resolver os problemas pela lógica.

Um mundo assim desaprova quando uma criança fala ou age sem uma razão, ou quando seus sonhos não têm um significado concreto. É motivo de censura quando ela responde ou reage aos sentimentos dos pais ou de professores sem uma explicação racional, ou quando não consegue parar de falar ou de se agitar. Quando uma criança não consegue memorizar suas lições ou faz muitas perguntas ou quer enxergar além de uma explanação plausível para as coisas, ela acaba ouvindo: "Preste atenção", "Pare de se mexer", "Fique quieto", "Não seja tão sensível", "Você é tão burro", "Isso é loucura", "Cuide das suas coisas". Uma criança intuitiva é muito suscetível e encara ao pé da letra o que os adultos dizem.

Todd era uma criança feliz. Ele se relacionava com as pessoas e era atento e brilhante, mas na nona série ele começou a ter problemas. Sem dizer nada a ninguém, ele sentiu que sua professora e o diretor estavam conspirando para falsificar as notas de alguns alunos da classe. Ele não tinha provas físicas, somente uma sensação para sustentar sua teoria. Tendo perdido a confiança na professora, ele passou a se empenhar menos nas lições de casa. A professora repreendeu-o, e isso fez com que ele passasse a gostar ainda menos dela. Logo ele começou a faltar às aulas. Seus pais o castigaram. Quando ele deixou escapar aquilo em que estava pensando, exigiram-lhe provas e lhe disseram para estudar mais e fazer seus trabalhos. Suas notas baixaram. Ele começou a perder a fé em si mesmo e parou de se preocupar com os objetivos que tinha anteriormente.

Nada aconteceu até Todd chegar à décima série, quando a conspiração foi descoberta. Ela envolvia muitos atletas jovens, de quem se esperava que ajudassem a vencer um importante campeonato regional para atrair publicidade e dinheiro para a escola. A professora e o diretor, que estavam completamente implicados na fraude, foram demitidos. A vitória de Todd teve um gosto agridoce, já que ele continuava a não confiar no sistema e a família não tinha acreditado nele desde o princípio.

A situação de Todd pode ter sido única, mas seus problemas não. Muitas crianças sofrem repetidas vezes pelo uso natural e espontâneo de seus talentos intuitivos. Como Todd, elas começam a reprimir suas percepções e o impulso de expressá-las. Não confiam em sua intuição e duvidam de si mesmas quando tomam decisões ou fazem escolhas, ou quando tentam coisas novas. Desenvolvem bloqueios psicológicos que abafam outros talentos que possam ter, escondendo seu potencial e ferindo sua auto-estima numa idade precoce.

Na escola, em casa, com amigos, as crianças intuitivas começam a ter problemas. Elas se retraem, incapazes de competir num mundo direcionado intelectualmente. Quando seus instintos as advertem contra relacionamentos aparentemente bons, a desconfiança que se forma as leva a limitar suas atividades. Incapazes de se explicar, elas podem usar suas habilidades intuitivas para manipular as pessoas de modo que possam ser deixadas em paz e para que não esperem demais delas. Podem construir barreiras de defesa para evitar reagir emocionalmente a injustiças e situações desgastantes nos ambientes em que vivem. Podem evitar a competição ou cair fora para agradar as pessoas, desprezando seus próprios sentimentos em troca da busca por aprovação e aceitação. Aos olhos das escolas e das sociedades em que vivem, as crianças intuitivas podem não parecer nem um pouco excepcionais.

Já foi dito que Thomas Edison, Albert Einstein, Leonardo da Vinci, Winston Churchill e Emily Dickinson foram crianças intuitivas que sofreram durante a infância por causa de seus talentos.

Thomas Edison, com sua criatividade incomum, teve tanto trabalho para aprender o alfabeto que só o deixaram entrar na escola com 8 anos. Winston Churchill, um dos grandes líderes do mundo ocidental, foi um pintor precoce que teve extrema dificuldade em aprender e adaptar-se à atmosfera estruturada da escola. Albert Einstein, um dos cientistas mais respeitados do século XX, não falou até os 4 anos e não sabia ler até os 9, embora sentisse uma ligação espiritual e criativa permanente com as coisas posicionadas além do mundo físico. Leonardo da Vinci via imagens futurísticas em seus sonhos e imaginava invenções como máquinas voadoras e helicópteros, cuja simples possibilidade de existir era considerada ridícula naquele tempo. Emily Dickinson, quando jovem, tão cheia de empatia e sensibilidade, retirou-se para a segurança do seu quarto e escreveu poemas maduros sobre sentimentos universais ligados ao amor e à vida.

As crianças do mundo contemporâneo que podem vir a ser os futuros inovadores, artistas e líderes compartilham problemas semelhantes em suas casas e na escola. A escola ocidental padronizada, com sua ênfase na memorização e nos fatos, não incorpora os meios intuitivos naturais em que as crianças aprendem. As crianças são visuais. São conceituais. Elas aprendem intuitivamente por meio da compreensão. Vendo o quadro completo de um problema, de uma situação, de pessoa ou de um processo, elas irão reter naturalmente a soma de suas partes. Elas inatamente não concebem as partes antes de saber ou conhecer o todo.

Se alguém ensinar a uma criança que o Zimbábue é um país da África, ela vai se esforçar muito para lembrar-se dessa informação, que não significará nada para ela e logo a criança vai se esquecer disso. Se for mostrado um mapa do mundo ou do continente africano para a criança e for dito onde o Zimbábue se localiza, a criança ficará mais apta a guardar a informação. Se, além disso, ensinarem a ela sobre o povo e sua cultura, a criança vai se lembrar de fatos do povo do Zimbábue que mora num país do continente africano. Todas as partes se ligam conceitualmente para ela, não se encontram separadas e sem significado. Uma vez tendo compreendido o todo, a criança naturalmente separa as partes e aprende sobre elas.

O ensino ocidental é fundamentado apenas na premissa de que a soma das partes é igual ao todo, mas quando todas as percepções de aprendizado das crianças são usadas, o todo é aprendido em primeiro lugar e as partes vêm numa seqüência natural. Entender o relacionamento dos fatos com alguma coisa maior e visual permite às crianças usar todos os seus talentos e integrar seu aprendizado de uma maneira natural. Tem sido muito preocupante o fato de que as crianças americanas têm um desempenho fraco em testes padronizados em comparação com as crianças de outros países industrializados. Todos os anos ensinam às crianças dos EUA a decorar suas lições para uma prova; assim que ela acaba, os fatos são descartados imediatamente. Sem o ensino de conceitos mais profundos, as lições são esquecidas rapidamente. Quantos americanos se lembram da data do Discurso de Lincoln em Gettysburg ou conseguem recitar qualquer coisa além de sua primeira linha? Embora quase todos se recordem da história da infância de Abe Lincoln, de seu autodidatismo, estudando à luz de velas numa cabana de madeira. Os métodos de ensino que incorporam uma abordagem holística da informação são mais bem-sucedidos na tarefa de conseguir que as crianças guardem a informação e descubram aplicações reais para ela.

Nas salas de aula e em casa, muitas crianças intuitivas que respondiam fisicamente ao ambiente quando eram bebês, também se tornam destrutivas em outros. Sem saber, elas reagem às energias que as cercam.

> *Sammy sempre tinha sido uma criança ativa, mas seu comportamento foi-se tornando cada vez mais agitado quando estava na sala de aula. Ele era uma criança doce e inteligente, mas simplesmente não conseguia parar quieto. Quando estava sozinho, podia brincar durante horas e não criar problema. Na escola, ele era incapaz de permanecer sentado; ficava irrequieto em sua carteira e perturbava os outros alunos, além de ficar fazendo perguntas o tempo todo. Seus pais não conseguiam entender seu comportamento e ficavam cada vez mais bravos com ele.*
>
> *Sammy não tinha a menor idéia do que estava errado. Ele não dizia aos pais nada que o estivesse aborrecendo. Ele gostava do professor e não queria chamar a atenção para si. Tentava ficar sentado em seu lugar e permanecer quieto, mas descobria que só conseguia fazer isso durante pouco tempo. Sammy foi ficando cada vez mais frustrado e infeliz até que finalmente lhe deram uma medicação para acalmá-lo.*

Muitas crianças que ainda mantêm contato com seus talentos intuitivos enfrentam problemas semelhantes na escola. Embora as crianças examinadas para verificar se sofrem de Distúrbio por Deficiência de Atenção e outras alterações mentais ou físicas possam apresentar um comportamento parecido, há crianças que não têm histórico familiar ou problemas físicos, comportamentais ou psicológicos e que perturbam a classe ou tornam-se agitadas ou ativas sem nenhum motivo lógico. Elas reagem intuitivamente e respondem ativamente às emoções e à energia à sua volta. As crianças intuitivas podem não saber por que ficam bravas de repente ou por que não conseguem parar em seus lugares numa classe lotada ou à mesa na hora das refeições quando as outras pessoas estão caladas, mas com raiva, perturbadas ou frustradas. Elas são como pára-raios para as emoções das pessoas ou para a energia da sala ou da casa onde estão. Muitas vezes as pessoas em torno delas não demonstram nenhum sinal exterior de suas emoções e talvez nem mesmo estejam se dando conta delas. Empáticas por natureza, algumas crianças intuitivas reagem física e inconscientemente à confusão ou às emoções ao seu redor. Esse comportamento fica muito evidente quando há dois irmãos muito pequenos. Um começa a chorar e dentro de pouco tempo a outra criança também vai chorar sem nenhuma razão aparente. Os animais apresentam o mesmo tipo de reação. Ponha dois gatos num cômodo e caso um deles comece a miar, o outro logo vai miar como ele.

As pessoas que convivem com crianças intuitivas com rompantes de comportamento normalmente não sabem das possíveis causas para que elas ajam assim. E quanto mais os professores ou pais vão ficando perturbados ou frustrados por seu comportamento, as crianças tornam-se cada vez mais ativas ou agitadas. Os adultos que não têm a compreensão intuitiva de seus dilemas "invisíveis" são mais um problema para elas. Por fim, as crianças são repreendidas, disciplinadas, castigadas ou ridicularizadas pelos professores ou colegas de classe ou por membros da família e submetidas a tratamentos incorretos destinados a problemas psicológicos ou físicos. Recebem aconselhamento, tratamento psiquiátrico ou medicação para uma condição que precisa de um exame mais minucioso.

As crianças que foram examinadas e não apresentaram distúrbios orgânicos ou psicológicos provavelmente são muito intuitivas, e há remédios simples para auxiliar crianças intuitivas a voltarem ao seu equilíbrio natural:

- Dê a elas alguns minutos extras de recreio num lugar separado na sala.

- Mude-as de lugar na classe.
- Deixe que elas se envolvam em um projeto criativo de curta duração.
- Incentive-as a verbalizar seus sentimentos daquele momento sem criticá-las.

Qualquer uma dessas técnicas simples ou uma combinação delas, permitirá às crianças intuitivas voltarem a seu comportamento natural sem provocação. Encontrar uma rotina simples que funcione — seja deixando-as correr ao ar livre e brincar um pouco mais quando elas começam a ficar irritadiças ou descobrir uma saída criativa que prenda seu interesse — vai, a longo prazo, fazer com que essas crianças se sintam bem consigo mesmas, ganhem concentração, alcancem estabilidade emocional e mostrem sua inteligência natural.

Normalmente precoces, as crianças com talentos do sexto sentido são também inatamente sensíveis aos sentimentos dos outros. Incapazes de verbalizar de modo maduro esses sentimentos ou estabelecer a diferença entre eles e os seus próprios, elas têm dificuldades emocionais durante períodos de tensão familiar. Essa criança pode sentir profundamente a dor da mãe, a preocupação do pai, a tristeza do irmão. Não tendo como externar esses sentimentos, ela pode se tornar melancólica, retraída ou sujeita a repentinas explosões de humor. Pode começar brigas, fazer dramas ou ficar profundamente deprimida, isolando-se dos outros em casa ou na escola. Sua "hipersensibilidade" pode levar a uma socialização difícil. O que é visto como uma inaptidão para o convívio social pode ser uma batalha desesperada para manter o equilíbrio emocional interior quando o mundo está complicado demais para que ela possa lidar com ele.

A comunicação honesta permitirá a ela verbalizar suas percepções de modo que possa separar e compreender suas emoções. A criança pode ficar sabendo que é certo ter percepções como ela as tem. Pode aprender a explorar as diferenças entre seus sentimentos quando estiver em contato com outras pessoas ao seu redor. Ela precisa ser capaz de expressar seus sentimentos, não importa o quanto eles possam parecer estranhos e não sentir sua sensibilidade como ruim ou errada. Não é preciso examinar cada variação mínima do seu dia, mas, quando o comportamento da criança se modificar, manifestar uma atenção tranqüila é tão importante quanto a comunicação. Uma criança empática reage à atenção e aprecia intuitivamente o esforço feito por alguém em seu favor. Mesmo que não haja solução imediata que conduza à base de seus sentimentos, o cuidado vai lembrá-la de que pode respeitar o que sente e que a porta está sempre aberta se quiser conversar sobre isso no futuro.

Crianças que fazem uso constante de suas faculdades parapsíquicas para a sobrevivência diária também sofrem por causa de seus talentos invisíveis.

> *Tyrell conhecia a rua. Ele sabia quando devia ficar escondido e quando podia aparecer sem ser ameaçado. Ele protegia sua irmã e seus amigos, sem que houvesse qualquer aviso externo, quando sentia que havia algo errado. Sabia que na escola ele não era tão esperto quanto as outras crianças, por isso se retraía. Ele não estudava porque já sabia que o professor estava assoberbado e então ele conseguia passar. A rua foi sua escola.*

Um exemplo assim pode ser exagerado, mas muitas crianças de áreas economicamente desfavorecidas contam com suas impressões parapsíquicas noite e dia para conseguirem sobreviver. Dentro da sala de aula eles caem entre as brechas do ensino estruturado. O garoto "descolado" nas ruas, admirado por sua sensibilidade afiada e seu conhecimento pode não ser capaz de reter informações corretamente na sala de aula em função de um sistema de educação incompatível.

Embora considerada uma criança com poucos recursos de linguagem, ela pode ter um potencial intelectual superior a seus pares mas ser incapaz de expressar-se. Intuitivamente sensível a gestos insinceros ou ações desonestas, o menino pode sentir as atitudes condescendentes, preconceituosas e a rejeição dentro da classe. Ele pode não fazer a lição de casa ou participar dos debates, ou pode se tornar agressivo na sala de aula para compensar sua incapacidade, mesmo sendo brilhante e talentoso. Já que é capaz de ler as fraquezas e os pontos fortes das pessoas, ele intuitivamente sabe como encontrar uma saída para situações que não o deixam à vontade enquanto batalha para manter seu orgulho. Desse modo, uma criança com grande potencial apresenta um rendimento insuficiente num sistema que não satisfaz todas as suas necessidades.

Quando respeitadas honestamente e se lhes manifestam um carinho verdadeiro, as espertas crianças de rua sentem intuitivamente as intenções reais das pessoas e reagem positivamente. Caso se sinta segura e conhecendo seu processo de aprendizado, uma criança altamente sensível, brilhante e talentosa de qualquer esfera social pode tornar-se o indivíduo mentalmente produtivo que é.

Os adultos podem se tornar mais conscientes dos problemas das crianças intuitivas pela simples observação diária. Em que ocasiões a criança apresenta um comportamento que não é comum da parte dela? Quais as circunstâncias e as pessoas que a rodeiam? Até que ponto você se comunica bem com ela? Qual o seu grau de honestidade em relação às suas próprias ações e sentimentos?

As crianças aprendem olhando. Aprendem fazendo. Em um ambiente aberto que incentive as crianças a encontrar novos caminhos, idéias e atividades, uma criança intuitiva pode descobrir e alcançar a aceitação de seus talentos e aptidões sem se sentir diferente. Apresento a seguir algumas sugestões que podem ser úteis:

• Quando a criança verbaliza suas impressões, não importa o quanto elas possam parecer ilógicas ou infundadas, ouça-a sem fazer críticas ou menosprezar o que ela estiver dizendo. Se não compreender, peça que ela lhe explique. Se a criança tiver dificuldades para verbalizar suas percepções, dê-lhe tempo para organizar seus pensamentos. Seja paciente. Ela irá aprender a respeitar as próprias percepções e encontrar meios de externá-las. Ao longo do tempo ela irá aprender a não rejeitar ou interiorizar as informações e vai melhorar suas aptidões verbais. Usar tanto seus recursos intuitivos quanto os físicos vai ajudar a criança a integrar todas as partes de si mesma.

• Se a criança tiver dificuldade para aprender determinado assunto, não a force a adaptar-se a um método específico de aprendizado. Trabalhe com ela para criar meios inovadores para tornar o aprendizado mais fácil e mais significativo. Se a criança estiver com problemas para memorizar a tabuada, use indicadores visuais como cores ou objetos — um balão vermelho para o número 1, um balão amarelo e vermelho para o número 2, e assim por diante — para ajudá-la a se concentrar e reter informação. Ela vai se sentir bem com relação às partes tangíveis (mentais) e intangíveis (criativas) de si mesma.

• A auto-orientação e a autoconfiança são importantes para o desenvolvimento da identidade pessoal de uma criança. Sempre que possível, deixe-a tentar fazer as coisas do modo dela. Quando puder, permita-lhe utilizar seu próprio processo espontâneo. Ao confiar em seus próprios recursos interiores, a criança vai aprender a valorizar sua singularidade. Estimulada por suas descobertas, ela vai descobrir hábitos de estudo que serão frutíferos para ela.

• A curiosidade das crianças as leva a procurar pelo conhecimento. As reações negativas públicas ou a impaciência induzem-nas a reprimir seu apetite insaciável pelo aprendizado. Uma criança intuitiva reagirá aos estados de espírito e às reações dos outros, tanto abandonando seu modo de fazer as coisas para agradar os pais, o professor ou um amigo adulto, quanto retraindo seu potencial por medo da desaprovação e da vergonha. Seja humano, mas honesto. A criança vai sentir sua honestidade e ficará mais confiante em seu aprendizado.

• Observe se a criança está inquieta ou desconfortável. Dê-lhe tempo para liberar suas energias físicas ou não físicas acumuladas no correr do dia. As crianças procuram por um período livre e sem limitações para brincar ou conversar antes de passar para outra atividade de aprendizado. Um intervalo entre os períodos de concentração vai assegurar à criança a oportunidade de equilibrar e direcionar sua energia a fim de se sentir à vontade durante a aula e vai fazer com que ela consiga manter um nível de concentração tal que as perturbações físicas não diminuam sua auto-estima.

• Motive a criança para que ela se sinta bem quanto às diferenças e semelhanças que existem entre ela e as outras crianças. Deixe que ela se sinta bem com o seu próprio modo de fazer as coisas, de modo que se sinta orgulhosa de si mesma. Respeitar sua individualidade vai encorajá-la a aprender a respeitar os outros com a mente aberta.

• Deixe que a criança fale a respeito de seus sonhos e experiências intuitivas ainda que eles não tenham fundamento lógico ou pareçam estranhos a você. Ajude-a a explorar suas percepções mesmo quando você não tem todas as respostas. O fato de você estar com a mente aberta para compreender todas as partes da criança, vai permitir que ela se sinta livre para discutir coisas com você. Compartilhar experiências intuitivas e impressões entre membros da família dá para a criança a oportunidade de participar de uma atmosfera compartilhada e não-crítica.

• Aprecie a sensibilidade da criança e não trate isso como uma falha. Já que é muito sensível a tudo à sua volta, a criança intuitiva precisa encontrar maneiras de expressar à vontade o que está experimentando. Precisa ver sua sensibilidade como uma coisa positiva. Num ambiente em que se sinta apoiada, essa criança vai se sentir bem em relação aos seus sentimentos em vez de inibi-los.

• Em situações emocionalmente dolorosas (divórcio, morte de algum membro da família, doença), deixe que a criança dê voz a seus sentimentos. Com uma forte empatia com todos à sua volta, a criança muitas vezes tem reações conflitantes que, quando não expressadas, interiorizam-se. Ela precisa se sentir reforçada, protegida, amada e que lhe digam que não é culpada por coisas que não provoca, que é bom sentir toda e qualquer coisa que esteja sentindo e que é admirada por seus cuidados e preocupações.

• Uma criança precisa sentir-se um indivíduo e ser encorajado a encontrar o seu caminho. Uma criança intuitivamente sensitiva é vista muitas vezes como frágil ou inapta por sua óbvia vulnerabilidade emocional. Com boas intenções, parentes superprotetores podem impedir seu desenvolvimento, inibi-la e fazê-la duvidar de suas impressões íntimas. O autoconhecimento e a autoconfiança de uma criança podem ser incentivados simplesmente permitindo a ela que dê seus próprios passos no seu próprio caminho no seu próprio ritmo, consciente de que você está perto, deixando que ela aproveite as oportunidades de que necessite.

Não há um manual para os adultos seguirem que os ensinem a lidar com a intuição das crianças. A melhor coisa a fazer é confiar em sua própria intuição. A criança ficará naturalmente agradecida por isso. Ninguém é perfeito. Todos crescem e mudam, inclusive os adultos.

As crianças, instintivamente sintonizadas, aceitam facilmente as limitações das pessoas e sua sinceridade. Elas aceitam as pessoas pelo que elas são. Respeitam a honestidade. Reagem positivamente ao amor. Se você entendeu de uma maneira confusa uma impressão que a criança verbalizou ou está perturbado com determinado comportamento, dê voz aos seus sentimentos amorosa e honestamente. A criança intuitiva vai aceitar a sua falha e tentar explicar-se com mais empenho. Ela vai refletir o amor que você tem por ela, e, juntos, poderão aprender mais do que era esperado. A maior ajuda que alguém pode dar a uma criança é aceitá-la. Deixe que ela lhe ensine sobre seus sentimentos, pressentimentos e impressões. Deixe-a errar sem ridicularizá-la, de uma maneira que ela possa se sentir bem e não desapontada consigo mesma. Deixe que ela aprenda a verbalizar seus sentimentos mais profundos. Então ela vai querer usar todos os seus talentos sem excluir qualquer aspecto de si mesma.

As Perguntas mais Freqüentes e suas Respostas

Qual é a diferença entre um problema psicológico e um resultante de uma experiência intuitiva?

Muitas crianças enfrentam problemas psicológicos que não são necessariamente intuitivos em sua natureza. Algumas vezes, é difícil separar claramente um problema psicológico dos resultantes de uma percepção intuitiva. Eles podem ser de algum modo inter-relacionados, já que tanto a reação intuitiva quanto a psicológica são partes integrantes da criança. Em vez de limitar as possibilidades para apenas uma categoria, os adultos devem estar abertos para levar em consideração todos os possíveis caminhos de ajuda e exploração, inclusive a compreensão das percepções intuitivas. Incentivar a criança a verbalizar suas impressões e observar seu comportamento é o melhor modo de definir o problema e identificar a maneira apropriada de tratá-lo. Entretanto, limitar as possíveis soluções a uma só forma de tratamento pode limitar a utilidade dele.

É melhor trabalhar com as crianças individualmente ou trabalhar com elas em grupo quando estiver ajudando a desenvolver o sexto sentido delas?

Tanto o esquema individual quanto o de grupo pode ajudar a criança a desenvolver suas aptidões intuitivas/parapsíquicas. Contar com outras crianças à sua volta com talentos e percepções semelhantes pode reforçar e motivar algumas crianças. Elas gostam de saber que outros compartilham seus talentos. Outras crianças, sensíveis às reações ou à energia de muitas pessoas reunidas, podem achar mais fácil concentrar-se em atividades individuais. Se uma criança assusta-se com atividades em grupo, deixe-a praticar individualmente e participar dos esquemas em grupo mais tarde, de acordo com o desejo dela.

Até onde os adultos devem ir quando ajudam as crianças a desenvolver seu sexto sentido? Deve haver limites?

Ao explorar as aptidões intuitivas, as crianças descobrem seus próprios limites naturais. Forçar uma criança a se adaptar a um horário reduz sua espontaneidade e seus impulsos criativos. Ela pode ficar frustrada caso seja obrigada a seguir uma rotina ou se ficar sujeita a restrições. Deixe que a criança seja guiada pelo próprio interesse dela. Se o tempo e as circunstâncias forem importantes, faça com que ela se lembre. Se ela ficar sobrecarregada ou agitada por uma situação em que a intuição esteja envolvida, encoraje a criança para que ela lhe fale sobre seus sentimentos para que você possa compreender melhor a experiência em vez de deixar que um mal-entendido ou o medo a impeça de novas descobertas mais adiante.

Há alguma atmosfera específica, ou lugar ou período do dia que favoreça o desenvolvimento das aptidões intuitivas das crianças?

A melhor atmosfera para uma criança é aquela encorajadora e aberta sem ser crítica. Aptidões intuitivas, sendo naturais, são experimentadas o tempo todo. Esquematizar um horário, um lugar ou uma situação para a criança pode privá-la do seu ritmo natural e do conhecimento de que suas habilidades estão disponíveis para ser exploradas a qualquer hora em qualquer lugar. Ela precisa saber que seus talentos são uma parte integral dela e que não vão embora, e que, com a prática, elas se tornam mais aparentes e úteis.

O que fazer se uma experiência ou uma aptidão intuitiva assustar a criança?

Há momentos em que novas experiências, informações ou percepções — intuitivas ou não — podem assustar ou sobrecarregar a criança. As impressões podem parecer tão vívidas ou assustadoras, uma previsão pode se realizar, a energia pode ser excessiva ou irresistível demais. Encoraje a criança a verbalizar seus sentimentos para diminuir o medo que ela está sentindo. Ajude-a a entender que não é ela que faz as coisas acontecerem. Lembre-se de que as crianças intuitivas têm muita empatia. Se você estiver assustado ou zangado ou confuso com a experiência dela, os sentimentos da criança serão intensificados pelas suas emoções. Trabalhe com ela para explorar e resolver os sentimentos que incomodam vocês dois.

Algumas crianças vão desenvolver seu sexto sentido mais do que outras numa mesma família?

Os talentos físicos e não-físicos de uma criança são exclusivos. Duas crianças da mesma família podem ter o talento da telepatia, mas uma pode usar consistentemente sua aptidão como parte de sua comunicação diária, enquanto a outra pode não usar a telepatia durante anos e só desenvolvê-la mais tarde. Cada criança merece a liberdade de descobrir seu potencial de acordo com seu ritmo e em seu próprio tempo, sem sofrer comparações.

Os adultos devem compartilhar com as crianças suas experiências intuitivas atuais e as vividas na infância?

Parte do processo de crescimento é compartilhar as experiências com os outros. Relatar suas experiências pessoais intuitivas ou físicas para as crianças permite que elas saibam que não estão sozinhas em suas percepções e talentos e vai fortalecer o vínculo amoroso e duradouro da experiência entre vocês.

Em que idade você deve explicar para a criança o que ela está experimentando com seu sexto sentido?

A explicação das aptidões intuitivas depende, como todas as outras explicações, do interesse da criança. Seja criativo quando for dar exemplos para que ela possa explorá-los com você. Se ela questionar coisas que aconteceram com ela ou ao seu redor, investigue meios de encontrar as respostas juntos: lendo livros, procurando profissionais, compartilhando experiências comuns. Se a criança não estiver interessada, reagir negativamente, ou estiver confusa, recolha as informações que puder do seu comportamento e não prossiga no assunto. Ela vai deixá-lo saber quando, ou se quiser saber mais. Mantenha as linhas de comunicação abertas para que ela possa sentir-se livre para conversar sobre o que está sentindo e saber também que você está ali para apoiá-la e ajudá-la em suas descobertas. Sua participação amorosa é mais importante do que qualquer coisa que possa ensinar-lhe sobre seus talentos intuitivos.

"Não se preocupe, mamãe", Kimberly Jean, uma garotinha de 3 anos de idade, deixou escapar antes de sair de casa para a escolinha maternal. "O vovô vai ficar bom." A mãe dela não sabia do que ela estava falando, já que os avós de Kimberly Jean estavam perfeitamente bem e lhes tinham feito uma visita uma semana antes, no dia do aniversário da menina. Quatro horas mais tarde, a mãe de Kimberly recebeu um telefonema informando que seu pai sofrera um acidente de automóvel perto da casa dele, a cerca de 65 quilômetros de distância, mas saíra ileso.

Jake, com 4 anos de idade, estava desenhando, sentado à mesa da sala de jantar. No andar de cima, sua irmã mais velha estava se preparando para tomar um remédio para asma recém-receitado. Sem qualquer aviso, Jake voou escada acima e agarrou o vidro que estava na pia, recusando-se a devolvê-lo para a irmã. Retirando o remédio das mãos de Jake, a mãe dele percebeu que as pílulas que estavam no vidro não eram as que o médico tinha receitado para sua filha e havia o nome de um outro paciente no rótulo.

Samantha, com 13 anos, estava com sua mãe quando encontrou uma vizinha grávida quando estavam fazendo compras numa mercearia. Depois que a mulher foi embora, Samantha ficou visivelmente angustiada. Ela disse para sua mãe que sentira que o bebê da vizinha iria morrer, mas que ela teria uma menina saudável no ano seguinte. A mãe dela não contou nada para a vizinha. Três noites depois, a vizinha foi levada às pressas para o hospital e deu à luz um natimorto. Um ano depois, ela teve uma menina que nasceu pesando quatro quilos.

2

Uma Alma Velha num Corpo Jovem

"Sim, essa é minha filha. Ela tem 5 anos mas vai fazer 40."
"Não sei de onde ela tirou isso. Às vezes, parece que ela sabe mais do que eu."
"Ele parece mais um velhinho pequeno."

Muitas crianças dotadas com talentos parapsíquicos têm almas velhas, mesmo que seus corpos sejam muito jovens. Intuitivamente elas exibem sabedoria, pensamentos criativos e percepções com uma maturidade que vai muito além de seus poucos anos aqui na terra.

Essas "almas velhas" podem agir como "velhinhos pequenos" tão logo comecem a falar. Podem nos surpreender com suas percepções incomuns, seu comportamento maduro e seu profundo amor. Profundamente sábias em questões espirituais, essas crianças podem ser bem imaturas no seu lado físico. Elas são capazes de explicar por que as pessoas não devem ir à guerra e então fazer algo tão tolo como desamarrar os cadarços do tênis e em seguida tropeçar neles. O comportamento físico normalmente não é consistente com sua sabedoria inata. Elas estão aprendendo o modo de lidar com o corpo enquanto detêm o conhecimento da alma.

A alma é eterna. Uma parte espiritual de toda a criação, ela é formada de uma energia amorosa que criou a todos nós. Esse amor positivo, universal em sua compreensão em todos os credos religiosos, é conhecido e compartilhado mais facilmente pelas crianças. Ligado ainda recentemente a essa fonte de amor, elas vêm até nós em corpos novos que ainda carregam essa essência verdadeira. Os aspectos da alma ultrapassam o valor material e o conhecimento físico. Sem a percepção de sua alma, a criança se sentiria sem vínculos, profundamente isolada e incompleta. Sua sensibilidade para a vida se tornaria embotada e sua criatividade e engenhosidade limitadas. Ela não sentiria qualquer ligação com o sentido mais profundo das coisas. Intuitivamente, ela sente esse "vínculo da alma" em todos os seres humanos.

Assim que a criança nasce, seu corpo é a casa de sua alma durante todo o tempo que durar sua vida física. Seu corpo lhe permite compartilhar a linguagem, as idéias, os pensamentos e as emoções e a interagir com as outras almas que residem em outros corpos.

Uma alma que tem tanto conhecimento, amor e sabedoria precisa agora habitar um corpo que ainda tem de aprender a andar, falar e encontrar seu lugar certo no mundo físico. No princípio há muita confusão. A alma sente — o corpo pensa. A alma flutua — o corpo anda. O tempo não passa para a alma — o corpo envelhece. Não existem fronteiras para a alma — o corpo tem limites físicos.

Num curto período de tempo — um conceito estranho para a alma eterna —, a criança precisa começar a integrar suas partes físicas e as não-físicas para formar sua perspectiva, sua individualidade e seu propósito aqui na terra. E suas primeiras tentativas para combinar essas partes ocorrem enquanto interage com sua família.

A Família como um Lugar de Aprendizado

"Eu só quero que meus pais me escutem."

"Se eles pelo menos parassem de tentar me fazer igual a eles e me deixassem encontrar meu próprio caminho."

"Por que eles não entendem que eu consigo cuidar de mim mesmo?"

"Não importa o quanto eu tente, eles simplesmente não querem ouvir o que eu tenho a dizer."

"Eles não me dão o menor crédito. Eles acham que eu não sei nada!"

Quando uma criança entra numa família, seja por nascimento ou por escolha, ela acrescenta sua própria combinação de aptidões espirituais e físicas à mistura existente. Os adultos, já tendo passado mais tempo no planeta físico, são úteis para ensinar às crianças como se adaptarem ao mundo físico e aprenderem sobre ele. As crianças, tendo passado a maior parte do tempo recente num nível espiritual, lembram aos adultos da ligação eterna com o mundo espiritual, seu amor e sua sabedoria. Esse aprendizado compartilhado não tem nada a ver com ser maior ou melhor, mais velho ou mais novo, mas é fundamentado no conhecimento, no potencial, na inteligência e no amor.

"Cindy é exatamente como seu pai. No momento em que nasceu ela agiu exatamente como ele. Ela é a filha de seu pai. Isso é um fato. Eles entendem um ao outro. Eles sabem exatamente como sentem. Tim, meu filho mais velho, é igualzinho ao seu irmão. São como espelhos. Eles pegaram a ficha um do outro. Em um minuto, eles sabem exatamente como ficar na pele um do outro. A caçulinha, Maggie, ama sua avó. É como se ela tivesse nascido na família errada. Na opinião dela, a vovó não é capaz de fazer nada errado. Há sempre alguma coisa acontecendo nessa família."

Não nascemos na nossa família por acidente, seja família por afinidade, pais solteiros, por adoção ou de criação. As pessoas têm ligações espirituais ou vínculos com um ou mais membros da família. São almas aparentadas, que se conhecem umas às outras num nível espiritual mais profundo. Cada membro da família traz para a unidade familiar seus talentos, seu potencial e seu amor. A família torna-se uma estrutura íntima de aprendizado e apoio mútuo para cada membro. O bisavô pode aprender com o bebê e o adolescente aprende com o irmão. As interações diárias entre pais, crianças e outros parentes criam situações em que todos podem aprender e ensinar aqueles que estão à sua volta. Uma criança pequena aprendendo a ficar independente pode permitir aos pais que expressem seu amor incondicional mais livremente. Uma criança com talentos musicais pode incentivar um parente a explorar suas habilidades artísticas deixadas de lado por muito tempo. Todos os membros da família crescem por meio da experiência compartilhada, valorizando a unidade da vida. Quando encarada desse modo, a família torna-se mais do que um grupo de pessoas reunidas acidentalmente em torno de problemas que cada um deve suportar até tornar-se legalmente independente. Ela se torna um lugar fértil de aprendizado tanto para os adultos quanto para as crianças, criando o conflito e sua solução que trazem benefícios ao corpo e à alma.

Evidentemente nenhuma família é perfeita. Um organismo em crescimento é uma estufa para as mudanças. Um lugar compartilhado por pessoas em diversos estágios de desenvolvimento e no qual elas crescem pode dar margem à percepção e ao apoio tanto quanto ao conflito, ao atrito e à cegueira. As situações de confronto podem se tornar catalisadoras para que ocorra a mudança, a compreensão, a compaixão e a independência. Podem trazer também soluções, amor e crescimento a qualquer hora dentro da unidade familiar.

Em uma família, os corpos podem se parecer e compartilhar semelhanças e diferenças físicas. Existe uma história cronológica e genealógica compartilhada entre seus membros. Há também almas semelhantes em seu desenvolvimento. Por nenhuma razão lógica, uma filha pode se sentir mais próxima de um pai a quem fisicamente ela não lembra nada. Uma mãe pode se sentir mais próxima de dois filhos dentre os cinco que tem, embora ame a todos. Uma criança adotada pode se sentir muito próxima de uma avó ou de uma irmã. Um padrasto pode sentir mais afinidade com um enteado do que com seus próprios filhos. Suas almas estão ligadas mais profundamente do que seus corpos.

Irmãos podem sentir uma ligação mais forte com um do que com outro no nível da alma, mesmo que no dia-a-dia eles possam ter mais em comum com outros irmãos e irmãs. Pode haver membros da família que construíram defesas emocionais em torno de si mesmos e se hostilizam durante a maior parte do tempo porque eles se tocam profundamente. Quer esses vínculos espirituais sejam reconhecidos ou rejeitados, eles permanecem constantes na vida dos envolvidos. Esses laços espirituais eternos não se desfazem, não importa o quanto alguém tente ignorá-los ou destruí-los. Os vínculos das almas prevalecem mais profundamente do que a história familiar física, não são verbais e são sentidos mais profundamente. Estes são alguns exemplos relacionados a eles:

- Irmãos que se hostilizaram a vida inteira e então encontram sua ligação afetiva quando um dos pais morre.
- A avó que sente uma emoção mais forte pelo neto do que pelo próprio filho.
- A mãe que decide ir viver sua velhice com o filho que menos se esperava que ela escolhesse para isso.

Esses vínculos eternos unem as pessoas umas às outras sem uma razão lógica.

O lugar físico de um filho na hierarquia familiar pode ajudar também seu aprendizado específico sobre a alma. O filho do meio pode precisar desenvolver diplomacia e espírito para compartilhar coisas e pessoas e ensinar o pai que tenha sido o filho mais velho a ter paciência. Os filhos mais novos podem precisar desenvolver sua independência enquanto ensinam ao pai separado ou à mãe solteira como liberá-los. Uma irmã mais velha pode ser mais imatura emocionalmente do que a mais nova, e dois irmãos podem ter laços completamente diferentes com cada um dos pais mesmo que tenham apenas um ano de diferença de idade. Cada alma quer compartilhar seu potencial único. Com diferentes tamanhos, idades e níveis de crescimento, cada membro chega na família para desenvolver seus atributos espirituais e físicos inatos.

Muitas pessoas acreditam que as famílias não só têm vínculos da alma ligando seus membros, mas também já compartilharam vidas anteriores. O pai pode ter sido o irmão de um filho numa vida anterior. A irmã pode ter sido a mãe de outro irmão em outra vida. Essas ligações kármicas podem favorecer psicologicamente os laços atuais entre membros da família enquanto motivam experiências novas estimulantes que possam ser compartilhadas.

Pessoas de culturas muito diferentes aguardam ansiosamente o nascimento de crianças não só de suas famílias mas também de outras no âmbito de uma comunidade mais ampla. Em algumas regiões da África, as famílias dão nome às crianças baseadas em seus poderes específicos que eles esperam que tenham um significado especial em suas vidas. As pessoas dizem com freqüência: "As crianças são presentes de Deus que estão simplesmente emprestados a nós." Cada criança entra na família humana em seu próprio estágio de crescimento. Seu potencial está dentro dela. O guia de sua vida faz parte da sua constituição. Os pais podem alimentá-la fisicamente e influenciá-la, mas ela vem ao mundo com seus próprios talentos especiais, esperanças e afetividades para desenvolver, usar e compartilhar. A princípio, fisicamente inexperiente, pode tornar-se mais competente na prática do que os mais velhos. Ela pode ter uma inclinação musical ou atlética mais acentuada do que os outros membros da família, ou pode resolver problemas matemáticos que seus pais jamais conseguiram resolver. Pode não ter medo de arriscar e ser uma líder natural enquanto outros parentes fazem menos incursões na vida. Muitas vezes os pais dirão: "Não sei onde ele arranja essas idéias, sua coragem, seu talento. Ele não se parece com ninguém da família." Cada criança traz sua marca exclusiva à família e a imprime nos outros.

Quando os membros da família compreendem que suas experiências de vida consistem de muitos níveis, tanto espirituais quanto físicos, eles começam a apreciar cada pessoa como uma fonte especial e um acréscimo à unidade. Sem uma hierarquia física imposta pela cultura e pela vida, pode haver mais compartilhamento e aprendizado. Um corpo mais velho pode aprender com um corpo jovem que tenha uma alma velha. O pai pode ensinar ao filho como economizar dinheiro e o filho pode ensinar ao pai como economizar tempo. Um menino pode se sentir frustrado tentando fazer arremessos de basquete como seus irmãos mais velhos, mas ele pode ser o único a conseguir que seu irmão demonstre sua afeição mais profunda. Respeitar cada membro da família, não importa sua idade ou tamanho, permite que todos se beneficiem grandemente.

Os pais precisam lembrar-se de que uma alma velha num corpo jovem, que demonstra uma maturidade incrível ou que age com uma empatia bem além de sua idade, algumas vezes quer apenas repetir a sobremesa para se sentir feliz. Embora as crianças sejam olhadas apenas como lembranças de nossa inocência física, elas são almas únicas que estão aqui para realizar seu próprio potencial. É comum dizer que "a criança é pai do Homem". Algumas vezes isso é verdadeiro. A família é a primeira experiência para qualquer criança na jornada que dura uma vida inteira no mundo físico. É aí que as crianças começam a aprender sobre seu potencial espiritual e atributos físicos e a usá-los. A família, com suas colisões e ferimentos, momentos tocantes e história compartilhada, pode ser um catalisador dinâmico para a completa realização de todos os seus membros.

As Perguntas mais Freqüentes e suas Respostas

Todas as crianças são mais avançadas espiritualmente do que os adultos?

Toda pessoa traz ao mundo seus próprios talentos espirituais. Algumas crianças serão almas mais velhas e mais sábias do que alguns adultos, enquanto alguns adultos serão espiritualmente mais desenvolvidos do que as crianças e os adultos à sua volta. As diferenças de desenvolvimento não dependem da idade mas do indivíduo e de sua conexão vital com o nível espiritual.

As crianças são mais capazes de sentir a própria alma do que os adultos?

As crianças são normalmente mais conscientemente conhecedoras da própria alma e ficam naturalmente mais à vontade com ela do que os adultos. Isso não significa que as crianças sejam mais evoluídas espiritualmente que os adultos. Significa simplesmente que as crianças têm uma ligação mais próxima com a própria alma porque têm menos anos de vida no mundo físico. Elas contam naturalmente mais com a alma enquanto se desenvolvem fisicamente, enquanto os adultos têm mais tempo para construir defesas físicas ou psicológicas que podem limitar o seu enfoque espiritual natural. Muitos adultos conservaram a criança intuitiva dentro de si e relacionam-se com a própria alma tão facilmente quanto as crianças.

Como podemos ajudar as crianças a conservar sua ligação com a alma enquanto seu corpo cresce?

Incentive a criança a desenvolver suas aptidões intuitivas e os atributos especiais da alma e a se sentir bem com eles — sua criatividade, o amor incondicional, seu mais profundo senso de ligação com a vida — e ela conservará sua ligação com a alma e ficará à vontade para apreciar seu corpo e sua alma no dia-a-dia.

Existe alguma diferença pelo fato de ser homem ou mulher em relação ao desenvolvimento do corpo e da alma? É melhor ser homem ou mulher numa situação de aprendizado familiar?

O aprendizado baseia-se no potencial individual e no crescimento e não no gênero. Entretanto, na cultura ocidental, os meninos são muitas vezes treinados para contar com seus aspectos físicos de vivência: pensamento lógico, força e talento físicos, além dos objetivos físicos a serem atingidos. As meninas são encorajadas a desenvolver seu senso intuitivo e a direcionar-se para a criatividade, planos de longo prazo e sonhos. Mas, apesar de uma menina ou de um menino terem sido orientados numa direção específica, a capacidade de aprender é específica de cada um. Não existe um sexo melhor ou mais poderoso.

Como podem as crianças trabalhar seu desenvolvimento físico ou espiritual se os pais não estão concentrados no próprio desenvolvimento ou se são emocional, sexual e fisicamente destrutivos?

As situações familiares são muitas vezes cheias de conflito e adversidade. Se os pais permanecem bloqueados para seu próprio potencial, o filho pode ficar na defensiva ou desenvolver suas próprias defesas psicológicas para se sentir mais seguro. Ele pode ir além da família próxima e procurar apoio daqueles que têm com ele um vínculo espiritual — um avô, um vizinho ou um professor. Algumas crianças crescem de maneira positiva apesar das condições adversas da família. Outras tornam-se vítimas e são limitadas por elas. Com o apoio das pessoas à sua volta, as crianças podem continuar a se desenvolver apesar da tendência autodestrutiva de qualquer membro da família.

Para a criança é melhor desenvolver os atributos de sua alma ou de seu físico?

Há muitas pessoas que consideram o crescimento intelectual o objetivo normal. Outros dão mais valor ao desenvolvimento da alma em relação ao cultivo dos atributos físicos. Todas as partes de uma criança precisam crescer para que ela se torne uma pessoa completa. Uma criança que desenvolve apenas a espiritualidade fica dissociada do mundo físico. Uma criança concentrada só no desenvolvimento físico nega sua ligação mais profunda com as outras pessoas e o uso de seus talentos criativos e intuitivos. Os dois conjuntos de atributos são essenciais para atingir o equilíbrio e o potencial.

As crianças são mais conscientes da ligação universal entre todos nós?

As crianças podem não ser conscientes verbalmente da nossa ligação universal, mas elas se sentem naturalmente à vontade para nos lembrar de sua existência. Elas amam indiscriminadamente e empatizam voluntariamente. Elas perdoam e aceitam nossas maiores fraquezas, lembrando-nos, com seu exemplo, que esse amor existe.

Sempre que Kenisha, uma menina de 5 anos, ficava triste, ela falava com seu amigo imaginário, Pete. Ele lhe dizia coisas enquanto eles brincavam. Certo dia uma vizinha veio visitar a mãe de Kenisha com sua cunhada, que estava hospedada na casa dela. Quando a mãe de Kenisha estava servindo café para elas, a menina começou a contar-lhes sobre Pete. Ela o descreveu e falou-lhes de todos os brinquedos favoritos dele e do cômodo que ele mais gostava. Conforme ela entrava em mais detalhes, a vizinha olhou chocada para a cunhada. O menino que Kenisha estava descrevendo era a cópia perfeita de Peter, o filho da cunhada, que havia morrido de meningite quando tinha 4 anos — dez anos antes do nascimento de Kenisha.

Sean nasceu três anos depois que sua avó morreu. Quando ele tinha 8 anos, sua avó apareceu-lhe em sonho. Ela estava em pé, parada diante de sua cama. Ela lhe contou que tinha dado à sua mãe um relógio de ouro que era para ele e que tinha pertencido ao pai dela. Ela lhe disse para perguntar a mãe sobre o relógio de ouro de Paddy. De manhã, Sean fez o que ela lhe tinha dito. Surpresa, sua mãe lhe perguntou como ele sabia disso. Sean contou-lhe sobre a avó e descreveu-a perfeitamente. A mãe lhe disse que estava guardando para ele, numa caixa no cofre de um banco, o relógio de ouro de seu bisavô que lhe fora dado por sua mãe antes de morrer.

Noriko, uma garota que freqüentava o segundo ano, estava em casa, doente. Enquanto a mãe lhe dava uma sopa, Noriko começou a lhe falar sobre um piquenique em um lago. "Você, papai e eu estávamos lá. Só nós", ela sugeriu. "Era na Califórnia." A mãe olhou para ela surpresa, já a menina tinha vivido toda a sua breve vida em Nova York. "Por que você está dizendo isso, Noriko?", a mãe lhe perguntou. "É porque você sabe que eu e seu pai vivemos na Califórnia antes de você nascer?" "Não", insistiu Noriko. "Eu me lembro de quando você subiu no alto da montanha e precisou ser carregada para baixo porque passou mal. Eu também me senti mal." A mãe de Noriko recordou-se de que no sétimo mês de gravidez, ela e o pai de Noriko tinham comido na beira de um lago e então tinham feito uma caminhada até o topo de um morro, no norte da Califórnia. Repentinamente ela se sentira mal e precisara ser carregada morro abaixo. Esse incidente insignificante nunca tinha sido mencionado na frente de Noriko e sua mãe tinha se esquecido completamente dele até aquele momento.

3

Amigos e Visitantes Imaginários

Coisas mágicas acontecem na infância.

Histórias lidas em voz alta criam vida. Jogos e atividades tornam-se vívidos e reais. Trajetos cotidianos são aventuras extraordinárias. Brinquedos e amigos imaginários estão vivos e são companheiros afetuosos e constantes.

É um período em que qualquer coisa pode acontecer.

Amigos Imaginários

Adulto: "Com quem você está falando?"
Criança: "Meu amigo invisível."
Adulto: "Como ele se chama?"
Criança: "Rusty."
Adulto: "O que é que o Rusty faz?"
Criança: "Ele brinca comigo e me conta coisas."
Adulto: "Como é que eu não consigo vê-lo?"
Criança: "É porque você não está olhando."

Essa comunicação especial entre almas ou espíritos amigos e crianças tem sido evidente em toda a história humana e continua a ser uma manifestação comum nos dias de hoje. Muitos adultos conseguem lembrar-se de ter falado com amigos imaginários em sua infância — amigos com quem brincavam e a quem amavam e de quem se esqueceram. O pensamento intelectual explica essas experiências como invenções das imaginações jovens, um meio psicológico de auxiliar as crianças a superar a perda de um ente querido ou para compensar alguma aptidão social que esteja faltando.

Em alguns casos isso pode ser absolutamente verdadeiro. Mas, em outras circunstâncias, o que dizer se esses coleguinhas especiais estiverem realmente presentes e as crianças os enxergarem de verdade e conversarem com eles? Essas crianças seriam desequilibradas? Ou elas estão simplesmente vendo alguma coisa que os adultos aprenderam a esquecer?

Quando a maioria dos adultos se lembra de suas experiências infantis com seus amigos imaginários, eles sempre sorriem e se sentem felizes. Lembram-se desses amigos como se eles fossem reais e suas experiências com eles como algo de muito especial. A maioria dos adultos se lembra do nome deles.

Tendo vivido menos tempo no mundo físico, as crianças são mais intensamente conscientes de suas ligações espirituais. Elas sabem como é sentir-se como um espírito ou uma alma. As crianças conseguem ver espíritos luminosos azuis ou brancos flutuando no escuro, auras de luzes coloridas rodeando árvores ou pessoas ou os espíritos de entes queridos já falecidos sem ter medo. Essa realidade não é estranha para eles. Eles chegaram neste mundo recentemente e esta vida é mais estranha para eles neste período do seu desenvolvimento.

Na China, dizem que as crianças que têm o poder de ver espíritos nasceram com "olhos yin/yang" capazes de ver o mundo ativo dos vivos tão bem quanto o mundo passivo dos mortos. Nas áreas rurais das Terras Altas da Escócia as crianças procuram fadas e gnomos que lhes ensinem jogos e as tarefas diárias. Elas se sentem à vontade sendo acompanhadas por aquele "povo miúdo" quando estão fazendo qualquer coisa e sempre recebem muito bem essas personagens.

Já que as crianças não aprenderam a bloquear psicologicamente as percepções e o conhecimento que não sejam físicos, elas são visualmente mais conscientes de coisas estreitamente alinhadas com suas almas. É natural e comum para uma criança brincar tão facilmente com um amigo que não seja de carne e osso como com um que tenha um corpo material. O preconceito em relação a qualquer pessoa ou coisa é uma coisa que se aprende. Para uma criança, qualquer amigo íntimo, seja físico ou imaterial, é acalentado e amado apesar de todas as suas diferenças.

Os espíritos amigos não são apenas conhecidos casuais escolhidos ao acaso; eles têm profundas ligações espirituais com as crianças. Esses espíritos aparentados, muitas vezes chamados de guias, anjos da guarda ou espíritos guardiães, são velhos amigos e especialmente queridos. Eles podem ser tão velhos quanto a alma da criança e servirem de guia para ela, seja visível ou invisivelmente, por toda a sua vida adulta. Num nível espiritual, eles e a criança continuam a se conhecer e a se amar à medida que a criança amadurece fisicamente.

Um espírito amigo, como qualquer outro bom amigo, será de grande ajuda e apoio mas não irá interferir na vida da criança. Como confidente, ele vai ajudar a criança em seu aprendizado e vai amá-la e protegê-la do perigo e do mal. Em troca, o espírito amigo compartilha a experiência física da criança e cresce.

Em muitas aldeias indígenas americanas, as crianças encontram-se conscientemente com seus espíritos amigos ou espíritos guardiães durante ritos de passagem para a idade adulta. Os espíritos guardiães são também comuns nas tribos da América do Sul e em regiões da Austrália, Melanésia e África. Conforme se aproximam da idade adulta, os meninos das tribos das planícies e tanto meninos quanto meninas das outras tribos americanas passam por um treinamento físico para conhecer seus espíritos guardiães — um processo que culmina na busca de visões. Durante a busca por uma visão, a criança vai para um lugar solitário, jejua durante quatro dias e, num sonho ou num estado de vigília, procura a presença do espírito guardião que irá permanecer com ela pelo resto da vida. O espírito pode aparecer para ela em visões ou em sonhos na forma de um alce, de um lobo, de um urso, de uma águia, de um búfalo ou de outro animal. O espírito guardião ensina à criança sua canção sagrada para ser usada a fim de chamá-lo em ocasiões de necessidade. Um espírito guardião é um professor benevolente e uma fonte de proteção para a criança durante toda a sua vida.

As crianças modernas de muitas culturas provavelmente vão encontrar seus espíritos amigos pela primeira vez em sonhos. Enquanto estão sonhando, o corpo físico está em repouso e livre de perturbações. Depois de acordar, a criança que se recorda de ter entrado em contato com o "outro lado" continua o mesmo ritmo real de comunicação afetuosa com seu amigo recentemente redescoberto. Os sentimentos são sinceros e a comunicação é sempre recíproca. Não estão envolvidas nem força nem intromissão.

Normalmente há espontaneidade na alegria e no entusiasmo das crianças quando elas se comunicam com seus amigos espíritos. À vontade com o encontro, elas compartilham abertamente suas experiências, confidências, informações, alegria e um sentido geral de comunhão com essas almas amigas especiais. Muitas vezes capazes de "enxergar" a forma física de seus amigos imaginários, as crianças sabem precisamente quando eles estão presentes e se comunicam intuitivamente com eles, muitas vezes identificando-os por meio de som ou pelo nome.

Algumas crianças realmente "escutam" seus amigos imaginários e conversam com eles. Outras os sentem. Quando perguntados de que modo seus amigos falam com elas, as crianças respondem: "Eu apenas conheço sua voz" ou "Ele fala dentro da minha cabeça", referindo-se à comunicação telepática, o modo mais adequado de comunicação intuitiva recíproca. Mesmo quando as crianças não conseguem ouvir ou ver seus amigos imaginários, elas sentem sua presença e o apoio afetivo real que eles lhes dão.

Quando não são ensinadas a ter medo ou a rejeitar essa amizade, as crianças continuam a se comunicar com seus amigos imaginários enquanto aprendem a se tornar fisicamente concentrados. Servindo quase como uma ponte entre o mundo espiritual e o mundo físico, os amigos imaginários ajudam a alma da criança a se ajustar ao seu novo ambiente físico. Os velhos amigos nunca desaparecem. Como verdadeiros anjos da guarda, eles permanecem nas vizinhanças sendo percebidos fisicamente ou jamais vistos.

A maneira como os adultos tratam da existência de amigos imaginários desempenha uma parte importante na aceitação saudável ou na rejeição da criança à sua vida espiritual. Se um adulto rejeitar a possibilidade de uma alma amiga de uma criança, esta pode conscientemente dar as costas a seus talentos intuitivos e passar a olhar para eles com desdém ou medo. À procura da aprovação dos adultos, a criança pode tornar-se insegura de suas percepções e sentimentos e seguir os desejos ou os medos dos pais.

No mundo em que a parte física é a regra, os adultos têm medo que o contato prolongado com amigos imaginários possa tornar a criança menos orientada quanto à realidade, menos consciente socialmente ou menos equilibrada emocionalmente, ainda que os adultos que falam de suas experiências com seus próprios amigos imaginários não sofram nenhum desses problemas. Eles invariavelmente sorriem e referem-se àquele período como tempos felizes, doces, amorosos e especiais.

Para qualquer adulto que conheça uma criança que se comunica com um amigo imaginário, é importante lembrar que a criança pode sentir sua aprovação ou desaprovação real quando você fala com ela. Tente permanecer imparcial e aberto para que a criança tenha a liberdade de explorar suas experiências pessoais. Se uma criança se tornar cada vez mais ligada a um amigo imaginário durante períodos de tensão (problemas familiares, perda de um ente querido, e assim por diante), mantenha a mente aberta e encoraje-o a se comunicar também abertamente com as outras pessoas sobre o que está sentindo.

O adulto que for incluído nessas experiências especiais pode achá-las esclarecedoras. Com tempo e consciência, esse adulto pode mesmo perceber que a criança e seu espírito guia tornaram-se uma ponte para ligá-lo novamente a suas próprias impressões espirituais.

Sonhos e Pesadelos

Amigos imaginários são apenas um aspecto da vida onírica das crianças. As crianças especialmente sensíveis podem também ver ou estar com os entes queridos já falecidos, ganhar sabedoria e conhecimentos inestimáveis e enxergar acontecimentos futuros.

Na Sibéria, as crianças que prevêem o futuro em seus sonhos são reconhecidas por seus talentos positivos e treinadas para se tornarem futuros xamãs ou Nga. Usando a informação recebida em seus sonhos intuitivos, elas ajudam a curar doenças, adivinham o futuro e protegem o bem-estar do seu povo.

> *"Mamãezinha, eu sonhei que o papai, você e eu fomos ao parquinho e compramos sorvete. E a Sarah estava lá, e nós compramos sorvete para ela também."*

Nesse sonho, a criança está mergulhando em experiências vividas recentemente, tendo estado no parque com seus pais e tendo visto Sarah com os pais dela no supermercado no dia anterior. Esses sonhos são meios pelos quais o corpo libera informações físicas, impressões emocionais e experiências. Chama-se a esse processo de trabalhar por meio dos sonhos e pode normalmente ser rastreado até acontecimentos físicos, relacionamentos e situações que a criança viveu recentemente. O corpo limpa o cérebro das informações de que não necessita mais e o processo, algumas vezes, é lembrado depois que se acorda. O adulto pode rastrear logicamente as fontes palpáveis da criança para entender a derivação do sonho dela. O processo de trabalhar por meio dos sonhos acontece abundantemente para todos em qualquer idade e pode ou não ser lembrado depois que a pessoa acorda.

> *"Fui para um lugar em que havia carros que flutuavam no céu, mas não eram como os nossos carros. Eles simplesmente se moviam como aviões, mas mais alto. Acho que iremos nos locomover assim dentro de alguns anos."*

Outros sonhos diferem do processo de trabalhar por meio dos sonhos. Eles, muitas vezes, não têm explicação física e não estão relacionados a nenhuma experiência passada ou recente. Esses sonhos são espirituais por natureza. São conhecidos como sonhos intuitivos e, muitas vezes, são chamados de visões. Eles não são experimentados normalmente de modo continuado e não se encaixam em nenhuma estrutura ou período, mas muitas vezes nos passam informações e dão margem a percepções e comunicações que enriquecem a nossa vida. Podem acontecer a qualquer um em qualquer momento de sua vida. Diferentemente dos sonhos intelectualizados, esses sonhos são incomumente nítidos e vívidos, permanecendo na memória durante muito tempo depois que acordamos. Um sonho intuitivo pode ser lembrado em detalhes coloridos, invocando sentimentos fortes ou imagens no dia seguinte ou mesmo anos mais tarde.

Naturalmente sintonizadas com sua natureza espiritual, as crianças muitas vezes têm consciência de seus sonhos. Já que a mente física delas não foi condicionada a bloquear psicologicamente as informações depois que elas acordam, sua vida onírica é abundante e as percepções são muito reais e vívidas.

Impressões fortes do futuro, visões de lugares e cores, a comunicação com os entes queridos que já morreram, ou mesmo a sensação de sua presença e o conforto espiritual dado para ajudar em circunstâncias que ainda estão ocorrendo, podem ser de tal maneira vividamente ricos que o sonhador é estimulado a falar sobre eles. O sonho pode ser tão evocativo que chega mesmo a acordá-lo em meio ao sono. A visão pode ser tão real que depois de acordada a criança momentaneamente perde o senso do entorno físico e fica assustada. A princípio, incapaz de transmitir verbalmente as sensações do seu sonho, ela entra em pânico ou chora. Assim que seu corpo é acalmado, a criança volta ao seu ciclo natural de sono.

Quando uma criança fica emocionalmente perturbada depois de dormir, ela pode imediatamente sentir as reações dos outros. Ressentimento ou medo por parte de um adulto pode aumentar sua aflição, por isso dê-lhe tempo para retomar seu equilíbrio. Abrace a criança e fale com ela. Deixe-a sentir o conforto físico que o seu corpo lhe transmite. Assim que ela se acalmar, incentive-a a falar sobre o sonho que teve ou, se ela estiver cansada ou sem disposição, deixe para conversar sobre isso na manhã seguinte. Ao verbalizar as impressões recebidas em sonho, a criança pode trabalhar por meio dos sonhos sua sensação de isolamento e medo. O interesse positivo no aprendizado sobre seus sonhos permite que ela os veja como experiências normais.

O modo como vemos os sonhos e a maneira como recebemos as informações espirituais têm muito a ver com a cultura que nos é ensinada. Um estudo interessante, feito pelo Departamento de Psicologia do Estado de Uttar Pradesh, na Índia, por Jamunda Prasad e Ian Stevenson em 1962-1963, mostrou como diferenças culturais afetam o modo como as crianças lidam com seus sonhos. As observações foram feitas com crianças com talentos intuitivos semelhantes, nos Estados Unidos e na Índia.

Descobriu-se que as visões do futuro ocorrem comumente nos sonhos das crianças ocidentais, enquanto essas mesmas experiências ocorrem durante o estado de vigília das crianças indianas. Abertamente receptiva à comunicação intuitiva ativa e às experiências espirituais, a cultura indiana libera as crianças para falarem e dividirem as percepções que lhes chegam pelos sonhos como naturais e fazendo parte do seu dia-a-dia. As crianças ocidentais, culturalmente ensinadas a reprimir suas percepções intuitivas, freqüentemente só passam por essa experiência quando têm a mente consciente em repouso.

Se uma criança é incentivada a falar sobre seus sonhos quando ainda é muito nova, ela se sentirá livre para integrar à vontade sua condição de sonho e outras experiências espirituais em sua vida diária. Ela também irá distinguir mais conscientemente entre trabalhar por meio dos sonhos e os sonhos intuitivos. Tratar os sonhos como aventuras naturais que são novas e divertidas vai ajudar a criança a saber que, quando ela se deita para dormir, uma experiência especial a espera.

> *"Eu estava voando. Podia ver todas as árvores. E, então, vi a vovó em uma casa bem grande e ela me disse que estava feliz. Ela estava segurando a minha mão para que eu não sentisse medo."*

Muitas vezes, as crianças descrevem essas experiências de sonho como "vôos". Elas se lembram de voar por cima de telhados e de copas de árvores e mesmo acima das estrelas, sem asas ou qualquer ajuda mecânica. Inconscientes do próprio corpo, elas se sentem incomumente leves, flutuando como uma alma fora do corpo. As crianças normalmente gostam dessas experiências, excitadas por estarem voando e com suas viagens fora do corpo. Elas podem voar acima do chão, visitar a casa de amigos e de parentes, ver espíritos guia ou entes queridos, ou perceberem que estão olhando para baixo e examinando com interesse seu corpo adormecido na cama.

Algumas vezes elas retornam de modo abrupto depois dessa experiência, e então pode ter o corpo momentaneamente sacudido pela volta repentina da alma. Acordadas muito rapidamente pela experiência e não sabendo o que aconteceu, as crianças podem ficar nervosas ou assustadas. Pode levar um tempo para que seus nervos se acalmem novamente e para que elas retomem seu equilíbrio. Quando essas experiências acontecem, os adultos podem contar alguns de seus próprios sonhos de vôos ou lembrar às crianças que aquilo que estiverem experimentando vai passar, que não precisam ficar assustadas e permanecer com elas até que recuperem a calma e o equilíbrio.

Em seus sonhos intuitivos, as crianças podem também revisitar níveis espirituais para ligar-se a outras almas. Essa forma de movimento é chamada viagem fora do corpo ou projeção astral, uma experiência natural que todos dividem durante o sono quer nos lembremos ou não. É, muitas vezes, uma maneira do nosso espírito recarregar o nosso corpo, transmitir informações úteis e energia espiritual ou permitir nossa comunicação com guias ou entes queridos unicamente no nível espiritual. Depois de acordar, a criança, muitas vezes, vai relatar uma mensagem espiritual ou uma percepção transmitida por um ente querido cuja morte pode ter sido recente ou não. Essas circunstâncias não são incomuns. Em muitas culturas, esses encontros espirituais com os mortos são até mesmo encorajados. Na área rural do Japão, as crianças recebem instruções especiais sobre a comunicação com as almas dos ancestrais. Conversas com os antepassados mortos são vividas como partes comuns da vida delas. Na África, o culto e a comunicação com os ancestrais fazem parte da tradição. Crianças de alguns grupos nas Antilhas, no Brasil e em Porto Rico, educadas nas tradições intuitivas, participam ativamente com os outros membros da família de sessões em que há a comunicação grupal consciente com as almas. Essas crianças que apresentam talentos parapsíquicos excepcionais em comunicação espiritual são incentivadas a desenvolver esses talentos quando ainda são bem novas.

Quando uma pessoa morre fisicamente, sua alma continua a viver num nível espiritual. Logo depois de sua morte física, ela pode voltar para os membros da família e amigos que ficaram para trás a fim de lhes dar consolo durante o período mais crítico do pesar, deixar que eles saibam que ela os amava e lembrá-los de que pode estar fisicamente separada, mas espiritualmente continua junto deles. Uma criança naturalmente aberta para o nível espiritual pode ver ou sentir a presença da pessoa morta na casa ou em torno dela. É capaz de descrever ou sentir o ente querido falecido, a quem a criança talvez nem tenha conhecido, e dar informações sobre essa pessoa com precisão excepcional.

Normalmente, as visitas de entes queridos são emocionalmente tocantes, mas em períodos de luto e pesar elas podem ser momentaneamente desconcertantes para as pessoas, produzindo inquietação, medo ou sentimentos contraditórios. A criança pode ser tomada de surpresa pela reação emocional dos outros quando relata aquilo que é uma experiência natural para ela. Assegure-lhe, simplesmente, que ela não é responsável pela reação dos outros. Não force a criança a continuar a comunicação com a pessoa falecida se ela não quiser fazer isso. As palavras ou impressões dela devem ser conhecidas mas não criticadas. Deixe que as informações sirvam como prova da visita. Se permitir que ela integre naturalmente suas experiências físicas e espirituais, a criança terá uma visão completa da vida e da morte física.

Se a criança ficar com medo durante uma experiência de visitação, dê-lhe apoio emocional, console-a e peça ao ente querido que vá embora. Fazer isso dá à pessoa morta a consciência do efeito de sua alma sobre a energia da criança e ajuda a criança a ver que sua vida está sob controle. Os entes queridos, não querendo perturbar mas sim consolar, irão embora imediatamente e podem voltar no momento em que isso for decidido mutuamente.

Se a criança ainda estiver com medo depois da visitação noturna de almas amigas:

• Arranje um tempo antes de dormir para ler uma história de que a criança goste e divirta-se com ela.

• Ria com ela e converse sobre a programação do dia seguinte para que ela possa relaxar antes de dormir.

• Enquanto estiver com a criança, peça em voz alta para que o visitante amigo não venha durante a noite.

O corpo da criança pode necessitar simplesmente de algum tempo para ganhar confiança e acostumar-se novamente a dormir sem ser perturbado. Depois de algumas noites sem sonhos perturbadores, seu corpo voltará ao padrão normal de sono.

"Mamãe! Tinha um homem enorme me perseguindo! Ele estava bravo e eu não conseguia fugir! Não sei quem era ele!"

Pode haver muitas causas que justifiquem o fato de uma criança ter um sono difícil ou ficar com medo ou agitada quando é mandada para a cama. Ela pode chorar continuamente até adormecer ou chamar pelos pais no meio da noite. Problemas psicológicos ou físicos precisam ser localizados e resolvidos. Mas pode haver outras causas que a perturbem que não tenham derivação psicológica. Para algumas crianças, podem ocorrer visitações não desejadas durante o sono.

Pesadelos podem ser o resultado do trabalho por meio dos sonhos de uma criança com problemas físicos ou psicológicos ou medo. Com uma comunicação aberta e/ou ajuda profissional o padrão de sono pode ser recuperado. Outros pesadelos podem se originar de uma fonte completamente diferente. A energia de um morto desconhecido da família pode perturbar o sono de uma criança. Essa alma pode aparecer para a criança vividamente em sonhos ou como uma presença no quarto, fazendo com que a criança acorde e sinta medo. Essa alma não tem a intenção de fazer mal à criança, ela simplesmente está mal conduzida ou sua energia está desequilibrada. A criança sensitiva é perturbada num nível espiritual e, inadvertidamente, esse desconforto afeta seu corpo e causa uma reação física.

Uma criança está caminhando por uma rua familiar. Andando pela mesma rua depois de ter tido uma discussão com o marido, uma estranha parece perturbada quando descobre que está perdida. À medida que a estranha se aproxima da criança para pedir-lhe uma orientação, a criança sente intuitivamente a agitação da estranha e sente-se pouco à vontade perto dela. A reação intuitiva da criança é evitá-la. Alguma coisa parece que não está certa. Entretanto, a estranha continua inocentemente a se aproximar da criança porque ela precisa descobrir onde está. Embora ela não tenha a intenção de fazer mal à criança, sua energia mal dirigida incomoda a criança a tal ponto que faz com que ela se sinta alarmada ainda que haja muitos outros estranhos andando pela mesma rua.

No nível espiritual podem ocorrer encontros semelhantes. Essa estranha, ou "alma confusa", pode sem querer ter-se perdido e estar incapacitada de achar o seu caminho ou a pessoa a quem está procurando. Exatamente como a estranha na rua não pretendia assustar ou incomodar a criança, também não era essa a intenção da alma confusa. Tanto a estranha como a alma confusa não têm consciência do efeito que exercem sobre a criança. Já que essas visitações são mais prováveis nos momentos em que a criança dorme e seu corpo está em repouso, o encontro pode ser assustador e a criança pode descrevê-lo como um pesadelo.

Um pesadelo isolado desse tipo normalmente pode ser remediado. Assustada com a presença da alma confusa, o corpo da criança acorda e normalmente a alma vai embora. O corpo da criança começa a se acalmar e volta a dormir pacificamente. Se o corpo dela estiver com medo de voltar a dormir, temendo que alguma alma confusa possa retornar, pode ser que a criança necessite de alguma coisa mais concreta para acalmá-la: um copo de leite morno, a presença tranqüilizadora de um adulto no quarto até que ela adormeça novamente. A criança pode até se sentir apreensiva por algumas noites até que se sinta fisicamente segura que a alma perturbadora não vai visitá-la novamente.

O padrão de sono de algumas crianças fica perturbado regularmente. As crianças chegam a dormir bem durante semanas e então enfrentam uma série de noites sem dormir ou pesadelos amedrontadores. Muitas vezes isso se deve a terrores psicológicos ou traumas emocionais que a criança possa ter experimentado fisicamente e que devem ser resolvidos por meios psicológicos ou físicos. Em outras circunstâncias, isso pode ser causado pela visitação feita à criança por almas confusas e desconhecidas. As crianças que passam por essas visitações têm uma sensibilidade sensitiva excessiva. Elas se acham em sintonia fina com a presença de qualquer alma em torno delas, especialmente quando o seu corpo está em repouso e não fisicamente perturbadas e concentradas.

Quando esses pesadelos ocorrem com regularidade, há muitas coisas que podem ser feitas para ajudar uma criança intuitiva a voltar ao sono normal:

- Permita que a criança verbalize suas impressões e sentimentos, não importa o quanto eles possam parecer estranhos, amedrontadores ou ridículos.

- Encoraje-a a falar sobre o sonho inteiro, para que seja possível observar os fatores psicológicos, emocionais e espirituais. Por meio da verbalização, a criança será capaz de externar sua experiência em vez de guardar seus medos. Um adulto será capaz de descobrir as causas do sono agitado mais rapidamente se tiver mais informações.

- Se o medo dela assustar outros membros da família que estejam próximos, deixe que a criança saiba que ela não está sozinha nessa experiência e que você está com ela. Abrace-a e deixe que ela se sinta apoiada fisicamente, para que possa retomar a calma e o equilíbrio. Falar abertamente sobre seus próprios pesadelos infantis e seus sentimentos vai ajudar a criança a entender que os outros também têm experiências semelhantes.

- Se o que ela diz é confuso, faça-lhe perguntas específicas. Isso vai ajudá-la a concentrar-se e encarar logicamente qualquer de seus medos irracionais. Sentindo-se segura, a criança pode ficar mais disposta a falar sobre seus sentimentos para conseguir entendimento e compreensão.

• O medo pode parecer imaginário, mas seus sentimentos são muito reais para ela e, no momento, muito perturbadores. Abrace-a, toque-a, deixe que ela sinta seu corpo ao lado do dela e reafirme que seu amor por ela não vai desaparecer.

• Se o corpo da criança estiver muito excitado para dormir, ela pode eliminar tensões excessivas sacudindo as mãos vigorosamente e mandando os "maus sentimentos" para longe do seu corpo e para fora do quarto. Fique junto dela até que ela adormeça. Deixe um abajur aceso para que ela não se sinta isolada pela escuridão.

• Se nas noites seguintes a criança continuar a resistir na hora de ir para a cama com medo dos pesadelos, fique mais tempo com ela antes que ela se prepare para dormir. Fale sobre planos para o próximo ano. Se ela ainda resistir, ajude-a a descobrir um amigo imaginário que vai tomar conta dela durante a noite. Ponha um retrato ou uma lembrança de uma pessoa querida junto do seu travesseiro para lhe dar um elo físico com alguém que ela queira que tome conta dela.

• Se ela tiver consciência de um espírito amigo ou tiver um bicho de pelúcia favorito ou uma boneca, assegure-se de que esse amigo especial esteja com ela antes de ela deitar-se. Na Guatemala, algumas vezes as crianças são encorajadas a pôr diversas bonequinhas debaixo do travesseiro na hora de dormir. A criança conta a essas "bonecas preocupadas" seus temores ou problemas antes de ir deitar-se e então dormem com elas durante a noite. De manhã, as bonecas são retiradas, tendo trabalhado a noite inteira para afastar as preocupações das crianças. Encontrar a boneca pela manhã é para a criança um lembrete tangível e agradável de que contou com uma ajuda positiva durante a noite. A criança vai, à medida que recupera sua autoconfiança, tornar-se menos dependente de ajuda externa ou de consolo para alcançar seu equilíbrio interno.

Se a alma confusa persistir em fazer a criança perceber sua presença, há outras possibilidades para assegurar um sono pacífico.

• Já que as crianças são muito visuais, ajude seu filho a visualizar a pessoa de quem tem medo. Deixe-o falar com sua visão na sua presença.

• Se ele tiver medo de falar, faça perguntas à visão e deixe que a criança lhe diga quais foram as respostas. Isso vai acostumar a criança à presença da alma em uma atmosfera segura, permitindo-lhe sentir seu próprio poder e relaxar.

• Diga à alma confusa que ela precisa ir embora e encontrar ajuda e que não deve assustar a criança. Isso vai fazer com que a alma confusa ganhe conhecimento e recupere sua própria estabilidade enquanto ajuda a criança a encarar seu medo. Ao sentir o poder para confrontar e remediar problemas, a criança vai se sentir mais capaz de controlar as situações.

• Se a criança não estiver disposta a falar ou visualizar a alma confusa, peça-lhe para imaginar um "monstro" amigo especial que seja maior e que consiga lidar com ela. Peça ao monstro amigo para falar com a alma confusa e fazer com que ela vá embora.

• Peça ao monstro amigo para pintar a alma confusa com cores propícias, à escolha da criança, que a façam se sentir menos assustada.

• Imagine a alma confusa e vista-a com roupas que a deixem menos ameaçadora, como uma fantasia de palhaço ou uma touca de bebê. Uma vez que a criança se sinta mais à vontade com esse exercício, seus sentimentos com relação ao episódio podem mudar e ficar mais positivos e produtivos.

• Deixe que a criança peça a seu anjo — ou amigo invisível, ou ente querido falecido — para que leve a alma confusa para um lugar bem longe do seu quarto de dormir. Sabendo que a alma perturbada está em boas mãos, a criança vai se sentir menos apreensiva.

• Se você já tiver esgotado todos os recursos, tanto físicos quanto espirituais, e a criança ainda continua a ter graves perturbações de sono, talvez ela precise de um médium treinado ou um intermediário experimentado em comunicação com espíritos. Um médium profissional, do mesmo modo que um médico treinado, pode avaliar a situação num nível espiritual usando seus talentos para comunicar-se diretamente com a alma confusa, ajudando a corrigir a situação. Saber que uma coisa que parece ameaçadora pode ser facilmente resolvida, tranqüiliza os medos da criança em todos os níveis, fazendo com que ela se sinta segura novamente para experimentar seus sonhos de uma maneira positiva.

As Perguntas mais Freqüentes e suas Respostas

Um amigo imaginário permanece com a pessoa quando ela fica adulta?

Amigos imaginários ou espíritos guia são velhos amigos. Como velhos amigos, eles ficam perto da pessoa durante toda a vida, cuidando dela e compartilhando seus momentos. Eles estão sempre presentes e dispostos a ajudar, não importa a idade da pessoa.

Todas as pessoas têm um espírito amigo ou um espírito guia?

Todos têm mais do que um espírito amigo, do mesmo modo que todos têm mais do que um amigo físico ou uma pessoa com quem possam estar perto. Esses amigos não-físicos crescem com você, e mesmo que não possam estar fisicamente presentes, eles continuam a ajudar, a amar e a permanecer próximos da sua alma. Há também ocasiões em que um ente querido que já morreu decide ajudar a guiar aqueles a quem ainda se sente estreitamente ligado. Essas almas trabalham bem próximo à alma da pessoa e de suas outras almas amigas com muito amor.

Se uma criança não reconhecer seu espírito amigo enquanto for criança, ela será menos intuitiva quando for mais velha do que a criança que vê seu espírito amigo?

As crianças que vêem seu espírito amigo quando são pequenas sempre estão exibindo algum sinal de que estão usando suas aptidões naturais intuitivas e confiam nelas. Se uma criança não vê ou sente almas ou espíritos amigos, isso não é uma medida de seus talentos intuitivos. Ela pode ser mais talentosa intuitivamente em outras áreas; seja na comunicação telepática ou sendo capaz de prever o futuro de pessoas ou acontecimentos. Conhecer um espírito amigo é simplesmente um dos modos de as crianças permanecerem ligadas à parte não-física ou espiritual de si mesmas.

Os espíritos amigos são perigosos? O fato de poder vê-los abre a possibilidade de que almas confusas visitem a criança?

Quer a criança reconheça um espírito amigo ou não, essas almas estão sempre ali como amigos afetuosos. A energia de um espírito amigo é muito compatível com a energia da alma de uma criança e não pode ser perigosa porque a ligação é próxima e afetuosamente forte. A criança pode cruzar, sem saber, com uma alma confusa em qualquer momento de sua vida. Pode ficar momentaneamente perturbada em seus sonhos (embora certamente nem todas as perturbações sejam causadas por almas confusas) ou ter o equilíbrio de sua energia perturbado mesmo estando consciente. Normalmente é o espírito amigo que ajuda a proteger a criança ao tentar fazer a alma confusa recuperar seu equilíbrio e ir embora. O espírito amigo está sempre lá para ajudar a alma da criança a manter seu equilíbrio natural.

Como você consegue estabelecer a diferença entre a imaginação natural de uma criança e o que ela está experimentando intuitivamente?

Muitas vezes pode ser difícil distinguir entre a imaginação criativa de uma criança, as experiências diárias que a estimulam e suas impressões e experiências intuitivas. Deixar que a criança expresse livremente qualquer coisa que sinta ou veja vai permitir a você perceber aquilo que seja possivelmente orientado pela intuição. À medida que a criança for aprendendo a conversar sobre suas experiências abertamente, alguns padrões e descrições irão emergir e definirão claramente para você as diferenças óbvias.

Como você pode dizer que uma alma confusa realmente foi embora? Será que ela vai voltar a incomodar a criança?

Você pode saber quando a alma confusa foi embora pelo modo como a criança está se comportando. Depois de algum tempo, uma hora, uma noite ou mesmo alguns dias, o modo natural de ser e de agir da criança deve se restabelecer. Pode ser que leve algum tempo até que o corpo dela passe a confiar que aqueles sentimentos que tanto a assustaram não vão voltar, para que sua energia se reequilibre e que sua harmonia se restabeleça. Uma alma confusa, assim que percebe seu efeito sobre uma criança, normalmente estará aberta para receber uma orientação não-física ou uma ajuda; ela vai equilibrar suas energias e não vai mais voltar. Se a criança ainda tiver pesadelos e experiências que indicam possíveis visitas de uma alma confusa, pratique algumas das sugestões oferecidas anteriormente neste capítulo ou procure o conselho de um médium experiente.

Se um ente querido morreu e sua energia deixou o seu corpo, por que ele voltaria ao mundo físico?

A alma do membro da família ou do ente querido falecido não está tentando se materializar. Está visitando as pessoas que ama para deixá-las saber que está presente em uma dimensão não-física. Essas almas podem vir para restaurar a confiança de uma pessoa enlutada ou consolá-la, especialmente se a pessoa morta tiver morrido repentinamente e não pôde se despedir. Um ente querido pode também aparecer, tanto no nível consciente como por meio dos sonhos, para comunicar alguma coisa ou para ajudar alguém que tenha um problema imediato. Um ente querido que tenha uma forte ligação com outra pessoa sempre estará disponível para amá-la e consolá-la de muitas maneiras além do seu modo físico de ser.

4

Exercícios e Jogos Intuitivos

Todas as crianças são naturalmente intuitivas, mas nem todas as crianças compartilham o mesmo tipo de intuição ou de talentos físicos. Há oito tipos diferentes de talentos usados pelas crianças: Leitura Intuitiva, Leitura Psicométrica, Leitura de Aura, Cura Intuitiva, Clarividência, Psicocinesia e Levitação, Mediunidade e Telepatia. Neste capítulo, os tipos de talentos intuitivos são discutidos individualmente, cada um com exercícios específicos para as crianças praticarem.

Algumas crianças são extremamente talentosas em uma área intuitiva, outras combinam facilmente diversos talentos. Não existe um talento intuitivo que seja preferível a outro. Cada criança pode aprender a desenvolver seu próprio potencial espiritual.

É possível conseguir resultados imediatos e positivos de qualquer exercício, mas a meta mais importante é a descoberta dos talentos intuitivos pela criança. Não a pressione para atuar diante de outras crianças ou competir com elas quando estiver praticando seus talentos intuitivos. Os exercícios em grupo devem ser compartilhados, nenhum deles é um teste para talentos parapsíquicos. Em vez disso, cada um deles é um meio de explorar a potencialidade da criança, portanto, deixe que ela repita alguns exercícios e rejeite outros de acordo com seu desejo. Ela pode criar novos exercícios ou improvisar naqueles que já fez. Eles são degraus para ajudar a criança a se sentir à vontade usando suas aptidões naturais. Enfatizar menos a estrutura e mais a diversão vai permitir que ela descubra suas habilidades e seu próprio ritmo natural.

Deixe que o desejo dela a guie. As crianças não fazem diferença entre seus talentos naturais quando estão fazendo uso deles, assim, deixe que se divirtam. Tente diversos exercícios. Invente um.

Exercícios Básicos

Os exercícios básicos podem ser praticados antes de qualquer exercício parapsíquico para acalmar, relaxar e direcionar as crianças. Esses exercícios acessíveis, uma vez aprendidos, podem ser realizados em qualquer período do dia da criança para ajudá-la em suas tarefas, provas e experiências em casa e na sala de aula. Ela pode usá-los antes de fazer a lição de casa, para ter uma boa noite de sono, antes de uma atividade atlética ou de uma prova, em uma situação que envolva a parte emocional ou apenas para seu bem-estar geral.

Liberação das Tensões

A liberação das tensões é um modo consciente de a criança gastar qualquer excesso de energia que possa ter acumulado durante o dia. É um exercício que pode ser feito em qualquer lugar e ocasião, sempre que a criança precisar concentrar-se numa atividade: se ela estiver muito agitada para dormir, distraída durante as aulas, nervosa ou apreensiva antes da prova, perturbada emocionalmente. Praticado em casa, na escola, no restaurante ou na quadra de esportes, esse exercício faz a criança sentir-se mais à vontade emocional e fisicamente.

Experimente qualquer dos exercícios descritos a seguir ou intercale-os, de acordo com o que seu filho achar mais divertido ou em que se sinta mais à vontade.

EXERCÍCIOS PARA A LIBERAÇÃO DAS TENSÕES

1. Ponha suas mãos sobre um objeto:
   - Os braços de uma cadeira
   - A carteira da escola
   - A cama
   - Um brinquedo favorito ou um cobertor
   - Qualquer coisa que seja inanimada

   E ponha seus pés sobre:
   - O chão
   - Um colchão
   - O chão do carro

Deixe todo o nervosismo ou tensão mover-se do seu corpo através das suas mãos e dos seus pés para o chão ou para o objeto.

Sinta a energia abandonando você.

Examine o que sentiu durante e depois do exercício.

2. Enquanto permanecer parado, em pé ou sentado, sacuda as mãos no ar com força.

   Mande toda a energia e a tensão para longe do seu corpo.

   Faça isso tanto tempo quanto quiser e com a freqüência que desejar.

3. Visualize um grande balão preso a uma cesta.

   Ponha seu problema na cesta e solte o balão.

   Observe-o saindo do quarto e para fora do alcance da vista.

4. Olhe para uma grande nuvem fofa ou para uma estrela.

   Mande suas preocupações para a nuvem ou estrela e olhe-as movendo-se para bem longe.

5. Olhe para um lugar lindo e informal como uma praia, uma pedra ou uma árvore.

   Imagine-se lá e relaxe.

Sinta todos os seus problemas se afastarem de você e desaparecerem.

O exercício de Liberação das Tensões pode ser feito de qualquer modo, em qualquer ocasião e por tanto tempo quanto uma criança quiser praticá-lo. Tente maneiras diferentes e observe o que é sentido em cada uma delas durante e depois de as tensões terem sido liberadas.

Relaxamento

O relaxamento é divertido para as crianças porque elas usam sua criatividade e curiosidade naturais. Depois de fazer o exercício de Liberação das Tensões, ou se a criança quiser apenas relaxar e sentir-se calma, o Relaxamento pode ser usado para ajudar a manter a energia para o equilíbrio e a concentração.

EXERCÍCIO DE RELAXAMENTO

1. Preste atenção à sua respiração. Como ela está? Rápida? Lenta?
   Sinta o ar no seu nariz, garganta, peito.
   Sinta sua respiração no seu estômago.
   Mande-a para baixo, para os quadris, pernas, pés e dedos dos pés.
   Encha todo o seu ser com sua respiração e observe.
   Agora acelere sua respiração. Qual é a sensação que isso lhe provoca?
   Diminua o ritmo da sua respiração. Como você se sente?
   Mande todo o ar para os pés. O que você sente?
   Mande todo o ar para suas mãos. O que você sente?

2. Imagine uma linda luz ou uma cor em volta de sua cabeça.
   Pegue a luz e cubra todo o seu corpo com ela como se fosse um cobertor.

3. Traga uma linda luz ou uma cor para dentro do seu corpo e aspire-a para dentro do seu peito, então para a barriga, braços e dedos, pernas e dedos dos pés.

Deixe que a linda luz se irradie do seu corpo e ocupe todo o quarto.

4. Agora, tensione os pés e respire a luz dentro deles, relaxe-os.
   Faça a mesma coisa com as pernas. Tensione-as, respire a luz dentro delas e relaxe.
   Faça a mesma coisa com o estômago, peito, braços e mãos, pescoço e rosto.
   Verifique se todas as partes do seu corpo estão preenchidas com a luz e relaxe. Caso haja alguma que não esteja, respire a luz nessa parte e relaxe.

Esses exercícios simples de respiração visual ajudam as crianças a descobrir o próprio corpo, conseguir equilíbrio, relaxar e relacionar-se com sua energia natural.

Resposta do Sentimento

A Resposta do Sentimento de uma criança, localizada no seu plexo solar, é uma combinação de reações físicas naturais e intuitivas a todas as situações, pessoas e experiências com que ela depara. Esses sentimentos espontâneos são objetivos e viscerais. Uma Resposta do Sentimento pode se dar de dois modos:

- Uma resposta "sim", que pode fazer a criança sentir como se tivesse uma luminosidade em seu estômago, um sentimento cálido ou abertamente feliz.
- Uma resposta "não", que pode fazê-la sentir-se pesada, oprimida, fria, fechada ou imobilizada.

A criança ganha confiança e auto-estima ao confiar em si mesma. Usar o exercício básico de Resposta do Sentimento pode ajudá-la a tomar decisões certas e criar uma confiança interior. A Resposta do Sentimento da criança não tem nada a ver com egotismo ou a exclusão dos outros. Ouvir sua voz interior vai ajudar a criança a tomar decisões certas sem negar a si mesma no processo. Conscientizar-se da sua Resposta de Sentimento pode ajudar uma criança a descobrir rapidamente até que ponto são válidas suas primeiras impressões em exercícios intuitivos e na vida diária.

EXERCÍCIO DE RESPOSTA DO SENTIMENTO

Sua Resposta do Sentimento "Não":

1. Ponha a mão aberta sobre o estômago (logo acima do seu umbigo) e pense em alguém ou em alguma coisa de que você realmente não goste.

   Qual é a sensação? De calor? Frio? Desconforto? Felicidade?
   Qual é o sentimento real no seu estômago?
   Limpe sua mente e tire a mão.

Sua Resposta do Sentimento "Sim":

2. Ponha de volta a mão no estômago e pense em alguém ou alguma coisa que você realmente ame.

   Qual é a sensação? De calor? Frio? Desconforto? Felicidade?
   Qual é a sensação real no seu estômago?
   Os dois sentimentos são diferentes?

3. Repita o mesmo exercício com outras pessoas, coisas ou lugares.

   Encontre sua Resposta do Sentimento.
   Suas respostas "sim" são as mesmas?
   Suas respostas "não" são as mesmas?

Esse exercício de Resposta do Sentimento pode ser praticado em qualquer ocasião e lugar. As crianças que experimentarem dificuldades em encontrar suas Respostas do Sentimento podem praticar os exercícios de Relaxamento ou de Liberação das Tensões e, então, tentar novamente.

4. Caminhe ao ar livre ou num *shopping* ou num quarteirão e pare ao lado de uma pessoa ou de um animal.

Observe qual é a Resposta do Sentimento para aquela pessoa ou animal.

5. Num restaurante escolha o que quer comer usando sua Resposta do Sentimento.

6. Se estiver assistindo a um programa de televisão ou a um filme, use sua Resposta do Sentimento para observar o que sente a respeito das personagens do filme ou das pessoas que estão sentadas ao seu lado na sala ou no cinema.

7. Concentre-se em alguém pela manhã e descubra sua Resposta do Sentimento.
   Concentre-se novamente na mesma pessoa mais tarde e verifique as diferenças.

8. Concentre-se num animalzinho ou num bebê e descubra sua Resposta do Sentimento.
   Concentre-se no animalzinho ou no bebê mais tarde no mesmo dia e sinta se há alguma diferença.

9. Vá a uma mercearia e concentre-se em diferentes alimentos naturais e descubra sua Resposta do Sentimento. Alguma diferença?

10. Desenhe uma figura de pessoas que você conhece, pintando-as com cores que combinem com sua Resposta do Sentimento por elas.
    Desenhe uma figura com as mesmas pessoas em outra circunstância e veja se as cores se modificaram de acordo com sua Resposta do Sentimento.

11. Olhe fotografias de parentes e amigos ou propagandas em revista e descubra sua Resposta do Sentimento.

12. Escolha um presente para um aniversário ou ocasião especial para um membro da família ou amigo usando sua Resposta do Sentimento.

Exercícios e Jogos Intuitivos

Uma criança pode dançar bem ou sobressair-se no sapateado e não ser tão boa no balé. Pode ser um bom atleta apenas numa quadra de basquete. Pode correr os 400 metros rasos e também jogar bem futebol. O mesmo se pode dizer de uma criança com talentos intuitivos. Ela pode achar uma ou duas habilidades fáceis de lidar, mas ter dificuldades com as outras. Cada um dos oito tipos de aptidões pode ser praticado inicialmente para descobrir as aptidões intuitivas ou parapsíquicas da criança.

Nenhuma habilidade intuitiva sozinha é menor ou maior do que outra. As crianças vão escolher espontaneamente as habilidades e os exercícios que lhes interessam. Assim, elas serão levadas naturalmente a desenvolver suas próprias aptidões e talentos do seu modo e a seu tempo.

Nenhum dos Exercícios e Jogos Intuitivos é baseado ou limitado pela idade física. Já que velhas almas podem morar em corpos jovens, a idade cronológica tem pouco a ver com os talentos físicos. Irmãos e membros da família podem participar de exercícios individuais ou em grupo em qualquer ocasião. Improvise em cima de qualquer exercício ou criem juntos novos exercícios.

INFORMAÇÕES ÚTEIS PARA OS PAIS

- Sempre que a criança se sentir tensa ou confusa antes, durante ou depois de qualquer exercício ou jogo, faça-a praticar os exercícios de Liberação das Tensões e de Relaxamento.

- Faça a criança praticar a Resposta do Sentimento para verificar duplamente qualquer impressão ou informação intuitiva.

- A criança deve dizer quaisquer palavras, sentenças ou pensamentos que venham à sua mente durante cada exercício, não importa quão tolo possam parecer. Não precisam fazer sentido ou obedecer a uma ordem lógica; ela deve apenas dizer o que lhe veio à mente.

• Se a criança não conseguir fazer um exercício, ajude-a a relaxar. Pratique um ou todos os Exercícios Básicos e tente novamente ou passe para outro exercício.

• Leve o tempo que precisar com os exercícios. Veja o que acontece.

• Quando estiver fazendo um exercício em grupo, deixe que todas as crianças pratiquem os Exercícios Básicos primeiro.

• Nos exercícios em grupo deixe tempo suficiente para que cada um capte suas impressões. Se houver uma parte escrita, todos devem largar o lápis quando tiverem acabado.

• Se a criança não tiver qualquer percepção no início, tente fazer-lhe algumas perguntas sobre quais são as impressões que está sentindo.

• Se alguma informação estiver errada, faça a criança se concentrar novamente e tentar novamente ou faça-a passar para outro exercício. Mais tarde, volte ao exercício para mostrar à criança que ela também pode acertar.

• Quanto menos informações a outra pessoa fornecer, mais fácil será para a criança alcançar suas percepções.

• Assegure-se de que o corpo da criança esteja à vontade para praticar qualquer exercício.

• Leia o exercício completo antes de tentar que a criança o faça.

• Lembre a criança de continuar tentando conseguir mais palavras, cores, cartas e energia em cada exercício até que ela sinta que não há mais nenhuma chegando até ela.

• Pule os exercícios à vontade, pratique aqueles que a criança deseja.

• Divirta-se!

Leitura Intuitiva

A Leitura Intuitiva é capaz de ler as "vibrações" de pessoas, animais, plantas, árvores, rochas ou lugares naturais e fornecer impressões mentais, verbais, sentimentais e descrições figurativas sobre elas. Todos têm palpites. Com a Leitura Intuitiva conferimos palavras e idéias a nossos palpites.

Importante: Lembre-se de usar sua Resposta do Sentimento para verificar se você está certo.

EXERCÍCIO DE LEITURA INTUITIVA

1. Quando um membro da família ou um amigo chegar em casa, concentre-se nele e veja que impressões ele desperta em você:
   - Ele está cansado?
   - Que espécie de dia ele teve?
   - Com quem ele falou?
   - O que ele comeu na hora do almoço?

   Veja se alguma coisa mais surge em sua mente sem perguntar. Certifique-se de que a outra pessoa o deixará saber se acertou! Se desejar, inverta as posições.

2. Faça a leitura do seu professor na escola e conte, em particular, todas as suas impressões para um colega ou um parente.

   Faça novamente a leitura do seu professor no dia seguinte e veja se consegue outras impressões.

3. Faça a leitura de um amigo ou um amigo de um amigo (alguém que você não conheça bem):
   - Onde a mãe e o pai dele trabalham?
   - Quantos irmãos ou irmãs ele tem?
   - Qual é a aparência deles?
   - Qual é o prato favorito dessa pessoa? E o programa de televisão? E o esporte?

Peça a alguém que conheça bem essa pessoa para confirmar se sua leitura está correta.

4. Faça um diário durante uma semana, datando as impressões relacionadas às pessoas da sua família:
   - Que espécie de dia cada um deles teve na segunda, na terça, e assim por diante?
   - O que eles almoçaram em cada um desses dias?
   - O que eles fizeram às três horas?

   Confira os resultados.

5. Enquanto estiver vendo um jogo pela televisão ou um acontecimento esportivo, sinta quem será o vencedor e o placar final da disputa.

6. Faça a leitura de um bebê ou um animal e diga o que o bebê ou o animal irão fazer daqui a uma hora ou à tarde.

7. Antes de assistir a um filme, preveja o que vai acontecer. Então, assista ao filme.

8. Escolha no supermercado o funcionário mais rápido encarregado do caixa, sem olhar.

9. Se estiver começando um curso ou uma atividade extra-escolar, faça a leitura das impressões em relação ao seu instrutor. Verifique se estava certo à medida que for conhecendo-o melhor.

10. Exercício em grupo: Todos escolhem uma criança para que possam preenchê-la com uma emoção — alegria, tristeza, raiva, bobeira, etc. —, em seguida cada membro do grupo vai fechar os olhos e ver qual é a emoção que a está preenchendo.

    Troquem de posição até que todos tenham tido uma oportunidade.

11. Exercício em grupo: Todos escolhem uma criança para ficar diante do grupo.

 Cada membro do grupo deve ter um lápis e um papel para poder escrever suas impressões.

 Todos devem praticar o exercício de Liberação das Tensões e, então, concentrar-se na pessoa e escrever todas as impressões que vierem à sua mente. Continuem escrevendo até que todas as impressões estejam escritas.

 À medida que escreverem cada impressão, devem conferi-la com sua Resposta do Sentimento.

 Não ponham seus nomes no papel.

 Quando todos tiverem acabado e largado seus lápis, passem as impressões para a criança que foi escolhida e pergunte a ela se estão corretas.

 Escolham então outra pessoa para permanecer diante do grupo e repitam o exercício.

Leitura Psicométrica

Quando olhamos a fotografia de uma pessoa ou de um animal ou seguramos um objeto que foi usado ou pertenceu àquela pessoa ou animal, podemos conseguir informações sobre eles. A pessoa ou o animal não precisam estar presentes. Podemos ler suas "vibrações" emanadas da sua foto ou do objeto do mesmo modo como fizemos com a Leitura Intuitiva e conseguiremos informações sobre seu passado, presente ou futuro.

A fotografia ou o objeto não precisam ser recentes e também não importa se a fotografia for colorida ou em preto-e-branco. Em primeiro lugar pode ser melhor ler a foto de uma pessoa sozinha, embora seja possível ler também uma foto de grupo.

Tente não usar um objeto que foi usado ou manejado por outras pessoas além da pessoa focalizada. Suas energias podem confundir as impressões que estão sendo recebidas.

EXERCÍCIOS DE LEITURA PSICOMÉTRICA

1. Quando estiver escolhendo um presente para alguém, segure cada objeto separadamente em suas mãos e veja o que sente com relação a cada item com base em suas impressões parapsíquicas.
   Se quiser, limpe a mente e pratique os Exercícios Básicos antes de ler cada seleção.
   Confie em sua Resposta do Sentimento quando fizer sua escolha.

2. Encontre uma pedra ou uma folha ou uma concha ou qualquer outro objeto vindo da natureza, coloque-o na palma de sua mão e veja a idade dele, de onde veio, onde esteve, e assim por diante.

3. Feche os olhos e peça que outra pessoa faça três escolhas de sucos ou refrigerantes ou bolachas ou CDs. Os objetos escolhidos podem ser postos diante de você ou colocados separadamente em sua mão aberta, um por vez.
   Veja se consegue sentir impressões relacionadas com cada um: cores, músicos, gosto.
   Se os objetos estiverem diante de você, peça que outra pessoa guie suas mãos sobre eles, mas sem os tocar.
   Fale em voz alta todas as suas impressões.

4. Peça a alguém para pôr um objeto dentro de um saco ou de uma caixa sem lhe dizer o que é.
   Fale em voz alta suas impressões.
   Confira, então, os resultados.

5. Peça a alguém que ponha na sua frente três copos com três líquidos diferentes mas que pareçam iguais.
   Toque cada copo com os olhos fechados.
   Dê sua impressão sobre cada líquido.

Prove-os para ver se estava certo.
Troque a ordem dos copos e repita o exercício.

6. Pegue um objeto do seu pai ou da sua mãe e peça que uma outra criança faça a mesma coisa com um objeto dos pais.
Com os olhos fechados, troquem os objetos e dêem suas impressões sobre o objeto e o pai ou a mãe a quem ele pertença.

7. Peça a alguém que lhe arranje uma fita cassete ou um CD. Sem olhar, diga suas impressões sobre eles.
   - Que tipo de música está no CD?
   - O artista é um homem ou uma mulher?
   - É um conjunto?
   - Que músicas fazem parte dele?

Confira os resultados.

8. Peça a um parente para lhe escrever uma carta.
Quando você recebê-la, segure-a e diga quais são os sentimentos que lhe ocorrem em relação ao seu conteúdo.
Abra a carta para verificar os resultados.

9. Com seu pai ou com sua mãe, olhe as fotografias de parentes que eles conheçam mas você não.
Dê suas impressões sobre as pessoas nas fotos —
   - com quem eles se pareciam quando eram crianças,
   - o que eles gostavam de fazer,
   - quais eram seus nomes, e assim por diante.

10. Olhe a foto de uma figura histórica famosa e dê suas impressões.
    - Onde ele morava?
    - O que ele fazia?
    - O que aconteceu na sua vida?

Vá a uma biblioteca ou navegue na Internet para conferir os resultados.

11. Peça que alguém lhe mande uma figura *on-line* e veja quais as impressões que chegam a você.

Confira os resultados.

12. Antes de abrir um pacote de presente, segure-o e veja o que você sente que esteja dentro.

Depois que já tiver sentido todas as impressões, abra o presente e confira os resultados.

13. Visite uma biblioteca, uma livraria ou uma banca de jornal e segure um livro ou uma revista sem lê-lo.

   - Quem são as personagens do livro?
   - Do que trata o enredo?
   - Quem está na capa da revista?

Dê todas as impressões que lhe vêm à mente.

Abra, então, o livro ou a revista e verifique os resultados.

14. Escolha três fotos de revista semelhantes: três crianças, três homens sorrindo, três mulheres sorrindo, três casas, três animais de estimação, e assim por diante.

Coloque cada foto num envelope e misture-os.

Segure separadamente cada envelope e dê suas impressões.

Depois de ler o último envelope, abra cada um e compare os resultados.

15. Exercício em grupo: Todos devem escrever seu nome num pedaço de papel separado.

Dobrem cada pedaço de papel do mesmo modo, escondendo o nome, e coloquem todos num saco ou num chapéu.

Misture bem os papéis dobrados.

Cada criança deve pegar um papel e segurá-lo em sua mão fechada e, então, dizer o nome que está escrito ali.

Quando todos tiverem feito isso, confiram os resultados.

Repitam o exercício quantas vezes quiserem.

16. Exercício em grupo: Ponham vinte doces ou objetos do mesmo tamanho, mas de cores diferentes — M&M, PEZ, ursinhos de goma, velas de aniversário — num saco e os misturem.

Peçam a uma criança que pegue de dentro do saco um doce ou objeto e segure-o na mão fechada. Sem olhar, cada membro do grupo intuitivamente deverá verbalizar de que cor é o doce ou objeto que está em sua mão.

Escolham outra criança para segurar o doce e repitam o exercício.

Leitura de Aura

Todas as coisas vivas têm cores. Nosso cabelo, olhos e pele têm cor. O espírito e a energia da pessoa também têm cor, que é chamada de Aura. Ela pode ser vista ou sentida em torno de todas as coisas vivas.

Toda a aura tem três partes:

- A Aura Física, que muda de cor diariamente conforme o corpo muda. A Aura Física é a mais próxima do corpo.

- A Aura Mental/Emocional, que muda de cor à medida que o estado de espírito e as emoções da pessoa mudam durante o dia. A Aura Mental/Emocional fica próxima da Aura Física.

- A Aura Espiritual, a cor da alma da pessoa, muda com menos freqüência.

Não há cores ou Auras ruins. A leitura de uma Aura simplesmente nos conta algo sobre a pessoa, o animal ou a planta. Como eles se sentem, o que querem, do que necessitam, e assim por diante. Como as crianças são visuais, elas interpretam mais livremente essas cores e informações.

Não há um modo melhor de ver uma Aura. Uma criança pode ver uma parte dela ou muitas camadas de cores de uma só vez. As cores podem aparecer como linhas de cor que se desprendem, uma sensação de cor ou um bloco de cor. É melhor deixar que a própria criança descubra o significado que tem para ela a cor que está vendo ou sentindo em volta da pessoa. Se houver confusão sobre essas impressões, descubra um significado básico para a cor no Guia de Aura.

GUIA DE AURA

Cor	*Significado*
Verde	Crescimento, mudança
Amarelo	Novo crescimento, origens
Azul	Equilíbrio, harmonia, força
Rosa	Afeição, bondade
Vermelho	Raiva, cura, amor
Cinza	Sabedoria, calma
Preto	Independência, proteção, isolamento
Marrom	Terreno, físico
Branco	Limpeza, purificação
Roxo	Unidade, harmonia, claridade
Laranja	Serenidade, paz

EXERCÍCIOS DE LEITURA DA AURA

1. Para fazer a leitura de sua própria Aura, olhe para o espelho com uma luzinha por trás de você.
   Olhe para um ponto uns poucos centímetros acima do seu ombro ou pescoço em seu reflexo no espelho.
   Deixe que seus olhos saiam fora de foco.
   Veja se você consegue sentir ou ver qualquer cor ou cores emanando do seu ombro ou pescoço.
   Diga que sentimentos as cores despertam em você ou quaisquer outras palavras que lhe venham à mente.

2. Olhe para a sua Aura pela manhã da mesma maneira como o fez no exercício anterior e, então, faça a mesma coisa à noite para verificar se há alguma diferença.

3. Sente-se diante de outra pessoa e ponha suas mãos a uma distância de poucos centímetros do ombro, braço ou peito dela e feche os olhos.

   Observe se você consegue sentir a energia da Aura da pessoa com suas mãos. Quais as palavras que vêm à sua mente?

   Abra os olhos e fixe o olhar no mesmo ponto da pessoa, deixando que seu olhar fique fora de foco.

   - Quais as cores que você vê?
   - São as mesmas?
   - O que mais lhe vem à mente?

   Troquem de lugar.

4. Agora, com os olhos fechados, fique em pé ou sente-se perto de outra pessoa e estenda suas mãos abertas a poucos centímetros do corpo dela para sentir sua aura.

   Relacione as cores com as informações intuitivas recebidas durante a Leitura da Aura.

5. Dê uma volta e encontre diferentes objetos naturais: pedras, lascas de madeira, conchas, gravetos, folhas, grama.

   Ponha-os no chão e faça a leitura de suas Auras.

   Coloque os objetos, um por vez, na palma aberta da sua mão e faça a leitura da Aura de cada objeto.

   Faça, então, a leitura da Aura da sua mão em volta do objeto, observando as diferenças.

6. Sente-se pela manhã com um de seus pais ou um irmão ou uma irmã, e façam a leitura da Aura um do outro.

   Repita este exercício durante algumas manhãs e observe se há diferenças.

7. Pegue alguns alimentos naturais — frutas, vegetais, nozes — e alinhe-os a uma distância de poucos centímetros uns dos outros.

   Olhe para cada fruta ou alimento e faça a leitura da Aura de cada um. Diga quaisquer outras palavras ou pensamentos relacionados com eles que surjam na sua mente.

Se você nunca comeu aquela fruta, veja se você pode sentir qual é o gosto dela baseado na sua Leitura da Aura.

8. Quando acordar de manhã, escolha a cor de sua roupa de acordo com o que você estiver sentindo.
   Verifique consigo mesmo durante o dia como você está se sentindo com relação às roupas que estiver usando. Elas ainda estão de acordo com o seu estado de espírito?

9. Arranje uma caixa de lápis de cor ou de cera.
   Feche os olhos e sinta as cores em torno do seu corpo ou em volta das outras pessoas que estão na sala.
   Abra os olhos e desenhe os corpos delas com suas Auras rodeando-as.
   Veja quais são as informações que lhe vêm à mente.

10. Desenhe a sua família, escolhendo as cores que você acha que descrevem cada pessoa.
    Antes de mostrar o desenho a cada membro da família, pergunte a ele de que cor ele "está se sentindo" naquele momento. Compare os resultados.

11. Caminhe pela rua, num *shopping*, por um bosque, e concentre-se em deixar sua Aura crescer como uma luz à sua volta, ficando cada vez maior como uma grande bolha de cor a cada passo que você der. Observe como está se sentindo. As pessoas entram em sua Aura?
    Preencha todos os espaços à sua volta tão longe quanto você conseguir. As pessoas contornam a sua Aura? Os animais aproximam-se de sua Aura?

12. Exercício em grupo: Dê lápis de cor ou de cera para todos. Escolha uma das crianças para ficar de pé diante das outras.
    Deixe que todos desenhem essa pessoa e sua Aura.

Quando todos tiverem acabado, deixe cada um descrever a Aura que desenhou e acrescentar qualquer informação que lhe surja com relação a ela.

Troque os lugares até que todos os membros do grupo tenham tido sua Aura desenhada e lida pelos outros.

13. Exercício em grupo: Ponha dois objetos diferentes em sacos ou caixas separados que pareçam iguais.

Deixe que todos se concentrem num saco ou caixa e que façam a leitura da sua Aura.

Cada um deve relatar as impressões que lhe vierem à mente sobre o objeto que está lá dentro.

Limpem a mente e façam a mesma coisa com o outro saco ou caixa.

Quando todos tiverem acabado, abram cada caixa ou saco e olhem o objeto.

Verifiquem os resultados. Usem diferentes objetos e repitam.

Cura Intuitiva

Uma espécie de toque, um abraço caloroso, um aperto de mão e beijos são caminhos naturais de cura pelos quais as crianças respondem às pessoas que amam. A Cura Intuitiva concentra o compartilhamento da energia afetiva para ajudar as pessoas a se recuperarem física, mental, emocional e espiritualmente.

A Cura Intuitiva é o mais velho modo de cura conhecido da humanidade. É o simples processo de impor as mãos para transferir a energia afetiva para o corpo de outra pessoa para que esta última possa usar essa energia para curar-se. Além disso, as percepções intuitivas surgem durante a Cura Intuitiva para ajudar a pessoa a restaurar seu equilíbrio mental, físico, emocional e espiritual.

Embora a Cura Intuitiva não substitua qualquer medicamento, é um acréscimo positivo para o próprio processo de cura. A pessoa que está sendo curada pode sempre escolher se aceita ou não a energia afetiva e as percepções oferecidas a ela por quem está praticando a Cura Intuitiva.

EXERCÍCIOS DE CURA INTUITIVA

1. Pratique o exercício de Liberação das Tensões.

   Coloque então a palma aberta de uma das mãos bem diante de sua testa (onde suas sobrancelhas se encontram) sem tocar o rosto. Feche os olhos e veja se consegue sentir a energia emanando de sua mão.
   - Você consegue senti-la?
   - Ela está expandindo a energia para o seu rosto?
   - Ou a está extraindo dele?

   Afaste essa mão e ponha a outra do mesmo modo diante de sua testa.
   - Ela está expandindo a energia para o seu rosto?
   - Ou a está extraindo dele?
   - As duas mãos têm o mesmo efeito ou cada uma faz alguma coisa diferente?

   Tente fazer este exercício em horários diferentes durante o dia e observe se há qualquer diferença.

2. Tente fazer o exercício número 1 com outra pessoa.

   Sente-se em frente da outra pessoa e repita os passos do exercício, sustentando sua mão diante da testa do outro.

   Fale sobre os resultados.

3. Pegue duas plantas baratas ou comece duas plantas a partir do plantio das sementes.

   Coloque-as em dois vasos do mesmo tamanho, cada um com a mesma quantidade de terra.

   Regue-as do mesmo modo.

   Escolha uma delas para receber a energia curativa.

   Faça a Cura Intuitiva todos os dias em apenas uma das plantas, praticando antes o exercício de Liberação das Tensões, e então coloque uma das mãos ou ambas em volta da planta ou do vaso e transmita a energia curativa para a planta durante o tempo que quiser. Faça isso tantas vezes quanto desejar.

Observe se com o passar do tempo surge alguma diferença no crescimento das plantas.

4. Tente fazer o exercício número 3 num membro da família ou num animal de estimação, enviando sua energia afetiva para essa pessoa ou animal.

5. Pratique o exercício de Liberação das Tensões.
   Coloque suas mãos sobre os ombros de outra pessoa e concentre-se em mandar a energia de suas mãos através dos ombros, descendo para os pés dela.
   Deixe que a outra pessoa lhe diga o que está sentindo dentro do seu corpo.
   Inverta as posições.

6. Com um amigo ou um membro da família, permaneçam em pé ou sentem-se a pouca distância um do outro. Pratiquem o exercício de Liberação das Tensões.
   Um de vocês deve pôr a mão ou as mãos em frente ao rosto do outro (sem tocá-lo) e mandar energia através das mãos para aquecê-lo.
   Verifique o que cada um de vocês sente durante o exercício.
   Troquem de posição e comecem de novo.

7. Se o seu pai ou a sua mãe ou alguém que você ame estiver distante ou morar longe, telefone para essa pessoa.
   Exercite então a Liberação das Tensões e, pondo as mãos sobre o aparelho telefônico, mande energia para essa pessoa através de suas mãos e do telefone.
   Faça com que ela lhe diga o que está sentindo.
   Tente isso em diferentes momentos do dia e em dias diferentes para verificar a existência de mudanças.

8. Pratique o exercício de Liberação das Tensões com uma outra pessoa.

Coloque então suas mãos sobre ou perto da testa dela.

Concentre-se em mandar sua energia de cura para uma parte do corpo da pessoa — pés, joelho esquerdo, ombro — mas não diga a ela para onde você está mandando a energia.

Deixe que a outra pessoa lhe diga onde está sentindo a energia de cura no seu corpo.

Tente mandar a energia de cura para outros lugares do corpo dela. Se quiser, limpe sua mente e retire as mãos antes de tentar novamente.

Inverta as posições.

9. Se um membro da família estiver fora ou doente, ou um animal estiver no veterinário, pratique o exercício de Liberação das Tensões.

Mande energia de cura para ele.

Concentre-se nele ou numa foto dele.

Ponha suas mãos sobre a foto ou apenas estenda-as e deixe que sua energia de cura seja enviada através de suas mãos para a foto ou pelo ar para seu animal de estimação ou parente.

Este exercício pode ser feito quantas vezes você quiser.

Verifique os resultados.

10. Arranje vários cristais.

Pratique o exercício de Liberação das Tensões e então coloque um cristal na palma de sua mão aberta. Feche os olhos e veja se você consegue sentir alguma energia de cura emanada pelo cristal.

Escolha outro cristal e repita este exercício até que tenha sentido a energia de cura em cada cristal.

Observe qualquer diferença.

Se você descobrir um cristal com energia de cura, segure-o em sua mão enquanto você pratica qualquer dos outros exercícios de Cura Intuitiva. A energia de cura dele vai somar-se à sua.

11. Exercício em grupo: Círculo de Cura.

Pratiquem o exercício de Liberação das Tensões e então juntem as mãos e formem um círculo.

Concentrem-se em mandar a energia de cura através de suas mãos de tal maneira que todos no círculo estejam enviando energia de cura.

Deixe que a energia se firme. Se alguém se sentir pouco à vontade e quiser deixar o Círculo de Cura, ele pode; mas as pessoas que estiverem de cada lado dele devem unir suas mãos quando ele se afastar para que a energia de cura possa continuar.

Continuem até que a maioria das pessoas do círculo queira parar.

12. Exercício em grupo: Círculo de Cura Pessoal.

Sigam as instruções para o Círculo de Cura, mas escolham uma pessoa para sentar-se ou ficar em pé no centro do círculo.

Todos os membros do círculo podem tanto dar as mãos e concentrar-se em enviar a energia de cura para a pessoa que estiver no centro ou como podem manter as mãos abertas voltadas para a pessoa e enviar sua energia de cura para ela.

A pessoa no centro do círculo deve dizer o que está sentindo. Ela pode parar a cura no momento em que desejar.

Isso também pode ser feito a longa distância colocando o nome ou a fotografia da pessoa ou das pessoas a quem desejam mandar a energia de cura no centro do círculo.

Clarividência

A Clarividência é a capacidade de ver ou sentir situações, pessoas ou objetos em visões ou símbolos. É o modo mais visual de aptidão parapsíquica. Todos usam seus talentos naturais de clarividência quando sonham. Um clarividente é capaz de ver esse tipo de coisa enquanto está acordado, conseguindo impressões sobre o passado e o presente e fazendo previsões.

A Clarividência é experimentada naturalmente quando recebemos sonhos intuitivos, falamos com amigos imaginários, vemos ou sentimos cores ou luzes de almas e visualizamos situações antes que elas ocorram. Muitos jogos infantis que passam de geração a geração incluem a Clarividência como uma parte necessária da brincadeira. Veja se você reconhece alguns deles.

EXERCÍCIOS DE CLARIVIDÊNCIA

1. Limpe sua mente. Usando a parte interna de sua testa ou uma parede branca, concentre-se em um de seus pais, um membro mais velho da família, ou o pai ou a mãe de um amigo e crie em sua mente a imagem daquela pessoa quando criança.

   Descreva tudo o que você vê ou qualquer pensamento que surja na sua mente.

   Então, olhe para a fotografia daquela pessoa quando era criança para conferir com os seus resultados.

2. Limpe sua mente. Concentrando-se no lado interno da sua testa ou numa parede branca, peça a outra pessoa para escolher uma categoria —
   - cor favorita
   - comida
   - as férias passadas
   - um emprego
   - um jogador de futebol preferido
   - um cantor

   — e veja se você consegue visualizá-la em sua mente.

   Diga tudo o que você vê e qualquer pensamento que surja.

3. Limpe a mente e peça que alguém jogue uma moeda para o alto. Antes que a moeda chegue ao chão, visualize se a moeda vai dar cara ou coroa.

   Faça isso dez vezes.

4. Limpe sua mente enquanto alguém coloca quatro bolas coloridas diferentes, lápis ou bolas de papel num recipiente fechado, dispondo-os da esquerda para a direita.
   Visualize a ordem dos objetos por suas cores.
   Verifique seus resultados.
   Repita, trocando a ordem dos objetos todas as vezes.

5. Recorte de uma revista ou de um jornal três figuras de homem ou mulher ou objetos.
   Olhe as figuras cuidadosamente e então vá para outra sala.
   Peça a outra pessoa que coloque as figuras voltadas para cima, alinhadas da esquerda para a direita.
   Da outra sala descreva cada figura obedecendo à ordem de disposição.
   Confira os resultados.
   Repita, trocando a ordem das figuras.

6. Peça a uma pessoa que encha uma xícara com água e coloque suas mãos em torno dela enquanto pensa numa pergunta, fazendo-a em seguida.
   Quando ela tiver feito isso, peça-lhe para pôr a xícara na sua frente.
   Limpe sua mente, então olhe para a água, deixando que os olhos saiam de foco.
   Não toque na xícara. Se você não quiser olhar dentro da xícara, feche os olhos e concentre-se no interior da sua testa. Faça aquilo que for mais confortável para você.
   Veja quais as impressões e as figuras que vêm à sua mente e expresse-as verbalmente.
   Se tiver qualquer problema ao ver alguma coisa, peça à pessoa que faça uma outra pergunta, e repita.

7. Ponha num saco ou numa caixa vinte bolinhas de gude de cores diferentes, ou doces coloridos com o mesmo formato ou pedaços amassados de papel colorido.
   Misture o conteúdo dos recipientes.

Feche os olhos e enfie a mão na caixa ou no saco e retire um objeto e segure-o em sua mão.
Veja se consegue visualizar a cor do objeto.
Abra os olhos e a mão e veja o resultado.
Repita o exercício.

8. Disponha dez cartas de baralho na mesa, com a face voltada para baixo.
Limpe a mente e concentre-se na primeira carta. Veja se é vermelha ou preta.
Veja então qual número ou figura está na carta.
Vire a carta com a face para cima e confira os resultados.
Continue até ter virado todas as cartas.
Repita o exercício usando outras dez cartas até que todas elas tenham sido lidas.

9. Pegue dois pedaços de papel de cores diferentes, doces ou outros objetos que caibam dentro da sua mão fechada e mostre-os a um parceiro.
Ponha as mãos atrás das costas e feche-as em torno de cada objeto.
Peça ao seu parceiro que limpe a mente e visualize qual o objeto está em sua mão direita e qual está na esquerda.
Verifique os resultados.
Repita o exercício, trocando os doces todas as vezes.
Você também pode fazer este exercício com apenas um objeto, deixando uma das mãos vazia. Seu parceiro pode visualizar qual das mãos está segurando o doce.

10. Quando você se levantar pela manhã, limpe a mente e então visualize o que os seus amigos estarão vestindo para ir à escola naquele dia.
Confira os resultados quando chegar à escola.

11. Coloque três pequenos itens debaixo de três xícaras que tenham o mesmo formato e o mesmo tamanho. Certifique-se de que as xícaras cubram os itens completamente.

Feche os olhos e peça para um parceiro mover as xícaras aleatoriamente, alinhando-as em seguida.

Quando ele disser "pronto", visualize qual item está debaixo de cada xícara.

Levante as xícaras para verificar os resultados.

Repita o exercício muitas vezes.

12. Exercício em grupo: Escolham uma pessoa para sentar-se na sala ao lado ou fora do alcance da visão dos outros. Quando todos tiverem limpado a mente e fechado os olhos, alguém dirá "pronto".

A pessoa que estiver na sala ao lado deve fazer alguma coisa como sacudir a mão direita, cobrir os olhos ou mover uma perna.

Ela deve então voltar à sala e cada membro do grupo deverá dizer o que a viu fazendo.

Confiram os resultados e troquem de lugar até que todos tenham tido uma oportunidade.

13. Exercício em grupo: Coloque cinco objetos de formatos diferentes numa travessa ou tabuleiro.

Mostre-os aos outros e então tire os objetos de vista.

Rearranje os objetos da esquerda para a direita.

Diga "pronto" quando tiver acabado e então volte para a sala.

Todos devem limpar a mente e concentrar-se nos objetos da esquerda para a direita.

Quando todos tiverem acabado, traga os objetos de volta e confiram os resultados. Repitam o exercício.

14. Exercício em grupo: Feche os olhos enquanto os outros acham esconderijos. Conte até dez e então limpe a mente.

Visualize cada um e descubra-os.

Quando todos tiverem sido encontrados, troquem de lugar.

OU Feche os olhos enquanto uma pessoa esconde um objeto na sala.

Quando o objeto estiver escondido, limpe a mente e visualize o esconderijo.

Enquanto você for se movimentando, os outros podem lhe dizer se você está ficando "quente" (mais perto) ou "frio" (mais longe dele). Continue visualizando até encontrá-lo.

Troquem de lugar.

15. Exercício em grupo: Você precisa de um botão que caiba dentro da sua mão.

    Forme um círculo e escolha uma pessoa para sair da sala.

    Escolha uma pessoa no círculo para segurar o botão e, então, todos devem pôr suas mãos fechadas atrás das costas. Chame a pessoa de volta para a sala.

    Permanecendo no centro do círculo, ela deve fechar os olhos e visualizar quem está segurando o botão.

    Ela deve então ficar diante dessa pessoa, que vai mostrar as mãos.

    Repitam o exercício.

16. Exercício em grupo: Ponham um vaso ou um recipiente na classe ou num cômodo da casa.

    No correr da semana, reservem algum tempo para limpar a mente e então visualizar qualquer situação futura ou previsão para sua escola, família ou cidade. Escrevam suas previsões, com a data, e coloque-as no vaso.

    No fim da semana, leiam para ver quais previsões se realizaram.

    Repitam o exercício.

17. Exercício em grupo: Desenhem a figura de um animal — sem a cauda — e coloquem-na numa parede. Recortem em cartolina uma cauda para o animal. Coloquem um pedaço de fita adesiva na parte de trás da cauda para pregá-la à figura do animal.

Com os olhos fechados ou vendados, uma pessoa do grupo deve rodar em círculos algumas vezes e então pedir a alguém que lhe indique a direção em que a figura está.

Segurando a cauda com a mão, deve limpar a mente e visualizar onde a cauda deve ficar.

Depois de seguir em direção ao lugar, deve pregá-la à figura.

Abrindo os olhos verá o resultado.

Troquem de lugar até que todos tenham a oportunidade de jogar.

OU Encham um saco com doces e o pendurem no teto ou num poste.

Uma pessoa do grupo pega um bastão de borracha ou de plástico e, com os olhos fechados ou vendados, gira-o três vezes, limpa sua mente, visualiza onde o saco está e balança o bastão três vezes contra o saco para rompê-lo.

Confiram o resultado e troquem de lugar.

18. Exercício em grupo: Fique em pé dentro de um círculo e feche os olhos enquanto aqueles que formam o círculo com as mãos dadas dão voltas em torno de você.

Quando você estiver pronto, diga "pare". Todos param de se movimentar.

Limpe a mente e visualize a pessoa que está em pé diante de você; diga o nome dela em voz alta.

Abra os olhos e verifique o resultado.

Repitam o exercício e troquem de lugar.

Psicocinesia e Levitação

Entorte objetos com as mãos nuas. Pule prédios altos com um simples salto.

Você não precisa ser o Superman para realizar esses feitos, basta usar a aptidão psicocinética.

A Psicocinesia é a capacidade de mover ou mudar matéria física usando a energia espiritual. Entortar uma colher, mover um objeto e parar os ponteiros de um relógio ou de outra engrenagem sem usar força física são modos de demonstrar a Psicocinesia.

A Levitação, levantar objetos sem usar a energia física, é considerada por alguns estudiosos como o modo pelo qual foram construídas as antigas pirâmides do Egito e da América Central. A Psicocinese e a Levitação estão sendo examinadas e testadas atualmente tanto nos Estados Unidos quanto na ex-União Soviética em razão dos possíveis benefícios para a sociedade moderna.

EXERCÍCIOS DE PSICOCINESE

1. Pegue uma pena e coloque-a numa tigela ou travessa com água. Limpe sua mente e, com os olhos abertos ou fechados, visualize-se movimentando a pena da esquerda para a direita.

Verifique o resultado sem tocar na vasilha.

2. Existem três modos de entortar um objeto de metal. Pegue uma chave, uma colher ou um garfo e:

Visualize uma bola de luz brilhante em volta da sua cabeça e traga essa luz para seus braços, mãos e dedos.

Deixe a bola de luz crescer luminosa em suas mãos e, então, ponha as duas mãos no objeto metálico, mandando a bola de luz para o ponto em que você quer que o objeto dobre.

Continue a mandar a luz e veja se o objeto entorta.

Pratique o exercício de Liberação das Tensões e então decida qual parte do objeto você deseja entortar.

Feche os olhos e tente ver o objeto dobrado em sua mente.

Mantenha a imagem em sua mente, segure o objeto na mão ou mãos e envie uma luz branca pelos seus braços, mãos e dedos, como um feixe de *laser*, para o ponto em que você deseja que o objeto dobre.

Você também pode mandar a energia de luz branca do ponto que fica entre as sobrancelhas para o local escolhido no objeto.

Faça isso durante tanto tempo quanto desejar.

Pratique o exercício de Liberação das Tensões e visualize o ponto do objeto em que você deseja que ele dobre.

Esfregue bem rapidamente o ponto escolhido com suas mãos ou dedos.

Quando tiver terminado, pratique o exercício de Liberação das Tensões e então deixe o objeto em repouso por um curto período.

Verifique o resultado.

3. Amarre uma pena ou uma cédula num barbante e pendure-o numa mesa ou num balcão.

Sente-se diante da pena e mentalize a energia de luz branca como foi explicado no exercício número 2, ponha as mãos diante da pena ou use a luz branca de sua testa para ver se consegue mexer a pena. Certifique-se de não respirar na pena e que suas mãos não a toquem enquanto você faz o exercício.

4. Pegue dois cubos de gelo do mesmo tamanho e ponha cada um num copo sobre a mesa ou no chão diante de você.

Usando a mesma rotina do exercício 2, concentre-se em derreter um dos cubos de gelo. Verifique se esse cubo derreteu mais rapidamente.

5. Disponha três caixas uma do lado da outra no chão ou sobre outra superfície plana qualquer.

Segure uma pena a alguma distância acima das caixas.

Assim que você soltar a pena mande a energia de luz branca para a pena e visualize a pena caindo dentro da caixa escolhida.

Verifique o resultado e repita.

6. Prenda um botão ou outro objeto pequeno a um barbante, prenda o barbante numa extremidade de uma mesa e deixe que fique pendurado. Firme-o para que ele fique parado.

Tente visualizar que você está movendo o botão ou objeto numa direção — para a frente, para trás, no sentido horário, anti-horário — usando a energia de luz branca de suas mãos ou do ponto central entre as sobrancelhas, sem tocar no objeto.

Pratique o exercício de Liberação das Tensões e tente novamente.

7. Jogue uma moeda para o alto.
   Enquanto a moeda estiver no ar, concentre-se em fazê-la pousar com a face de "cara" voltada para cima e visualize-a.
   Verifique os resultados.
   Tente fazer o exercício novamente, concentrando-se na moeda pousando no lado da "coroa".

8. Descubra informações nos livros, nas bibliotecas, nas livrarias ou na Internet sobre como construir uma pirâmide em miniatura.
   Siga as instruções e construa uma pequena pirâmide de madeira ou cartolina.
   Coloque, então, um lápis sem ponta, um pedaço de queijo duro, um cristal, ou outro objeto bem no meio da pirâmide e deixe lá por alguns dias.
   Verifique os resultados diariamente, observando qualquer mudança nos objetos.

9. Exercício em grupo: Escolha uma pessoa para sair da sala para que ela não possa ouvir o que as outras estiverem falando.
   Faça o grupo decidir em que direção quer que a pessoa se mova — para a esquerda, direita, para a frente ou para trás.
   Quando tiver sido decidida a direção e a pessoa tiver retornado à sala, ela deve ficar parada diante de todos.
   Pratiquem o exercício de Liberação das Tensões e, em seguida, eles devem começar a enviar sua energia de luz branca através de suas mãos ou entre as sobrancelhas na direção da pessoa, visualizando a direção escolhida.
   A pessoa pode expressar verbalmente seus sentimentos ou mover-se naquela direção.
   Repita o exercício com outra pessoa.

10. Exercício em grupo: Peça a uma pessoa para que saia da sala.
    Formem um círculo e escolham um membro do grupo para que todos se concentrem nele. Quando a pessoa voltar, fa-

çam com que permaneça no meio do círculo encarando os outros.

Dêem-lhe um bastão de borracha para usar como ponteiro.

Enquanto os outros no círculo visualizam o movimento do ponteiro em direção à pessoa escolhida, a pessoa do centro deve mover-se lentamente até que o bastão esteja apontando para o membro do grupo que ela sinta que é onde deve parar.

Verifiquem o resultado e então repitam o exercício com os outros.

EXERCÍCIO DE LEVITAÇÃO

Antes de levantar um objeto pesado ou pedalar uma bicicleta ladeira acima, ponha as mãos, com as palmas voltadas para baixo, alguns centímetros acima do objeto ou da bicicleta, de modo que uma das mãos esteja diretamente acima da outra e ambas fiquem acima da bicicleta ou do objeto.

Deixe que a energia de luz branca cresça de suas mãos e se expanda sobre a bicicleta ou o objeto.

Afaste então lentamente cada uma das mãos e verifique se não ficou mais fácil levantar o objeto ou pedalar a bicicleta ladeira acima.

Mediunidade

A Mediunidade é a capacidade de sentir e captar energia não-física ou da alma. Crianças muito sensíveis podem sentir as emoções de outras pessoas e reagir a energias não-físicas de pessoas e coisas naturais.

Um médium ou captador dessa energia pode receber mensagens de entes queridos, captar impressões de acontecimentos físicos e de pessoas relacionados com o passado, presente ou futuro, e sentir a presença de anjos, amigos imaginários ou guias espirituais.

EXERCÍCIOS MEDIÚNICOS

1. Pegue um objeto pequeno e prenda-o a um barbante. Segure com dois dedos a outra ponta do barbante e deixe que o objeto penda diante de você.
   Decida que um movimento do objeto — para a frente e para trás, circular, e assim por diante — significa "sim" e que outro significa "não".
   Então, mantendo o objeto do barbante bem firme, faça uma pergunta cuja resposta possa ser sim ou não e observe os movimentos do objeto.
   Continue com outras perguntas.
   Confira os resultados.

2. Coloque um recipiente fechado de comida em frente de alguém, de tal modo que essa pessoa não possa ver nem cheirar o alimento.
   Pratique o exercício de Liberação das Tensões e veja se a outra pessoa consegue identificar o conteúdo.
   Abra então o recipiente e experimente a comida.
   Troque de lugar e de alimento.

3. Dê um passeio e pare perto de flores, árvores, animais e outras coisas naturais, sem estudá-las.
   De olhos fechados ou abertos sinta cada coisa que seja natural e fale qualquer palavra ou impressão que lhe venha à mente.
   Concentre sua visão no objeto e descreva o que vê.
   Repita.

4. Desenhe ou conte uma história sobre um amigo imaginário ou um anjo.

5. Sem olhar para um CD ou para uma fita cassete, veja se consegue sentir o tipo de música
   - e os instrumentos
   - nome do artista ou do grupo

• título do CD

Troque o CD e repita.

6. Desenhe uma figura ou conte uma história sobre coisas ou pessoas que você vê em sonhos.

7. Concentre-se num amigo ou num membro da família. Veja se você consegue sentir
   - o que ele irá comer no jantar,
   - o que ele vai fazer no verão,
   - quais os presentes que ele receberá em seu aniversário, e assim por diante.

   Confira os resultados.

8. Exercício em grupo: Sente-se diante de um parceiro e coloque as palmas das mãos abertas diante da cabeça ou do rosto dele, feche então os olhos.

   Sinta o que ele está sentindo e qualquer outra informação que venha à sua mente e diga isso em voz alta.

   Abra os olhos e olhe para o seu parceiro, toque nele, fale com ele. Observe as diferenças entre o que vocês sentiram e experimentaram.

   Repita com outros parceiros.

Telepatia

Usar a Telepatia é como ser um telefone humano. É a capacidade de conhecer ou enviar um pensamento, uma idéia, uma imagem ou impressão da mente de uma pessoa para a de outra. Desde o nascimento, todos usam naturalmente seus talentos telepáticos para a comunicação. A telepatia é, entre todas as aptidões intuitivas, a mais fisicamente orientada. Por meio da Leitura Intuitiva podemos obter informações sobre o passado, o presente e o futuro de uma pessoa, mas, quando usamos a Telepatia, concentramo-nos apenas na informação do momento, enviada da mente de uma pessoa para a da outra.

Há duas partes básicas na Telepatia: mandar a informação e receber a informação. Alguém pode ser um forte Transmissor. Um outro pode ser um Receptor melhor. Alguns vão achar que são igualmente bons em transmitir *e* receber informações telepáticas.

É importante observar que a Telepatia não é um controle mental. Se a qualquer momento uma pessoa não quiser ou estiver impossibilitada de receber ou transmitir impressões, não vai acontecer nada. Quando uma pessoa recebe impressões telepáticas de um Transmissor, ela não precisa agir sobre elas, a menos que deseje fazê-lo.

EXERCÍCIOS TELEPÁTICOS

1. Enquanto um bebê engatinha num cômodo, concentre-se em enviar-lhe um simples pensamento ou palavra dirigindo-o para o lugar que você deseja que ele vá. Veja o que acontece.

2. Com um parceiro, decidam quem será o Transmissor e quem será o Receptor.
   Depois de limparem suas mentes, o Transmissor pensa sobre alguma coisa na sala, no pátio ou na área de recreação.
   Ele envia a imagem, ou palavras descrevendo-a, para o Receptor.
   O Receptor diz qualquer coisa que venha à sua mente, tanto palavras como figuras.
   Se tiver qualquer dificuldade, pratique o exercício de Liberação das Tensões ou faça algumas perguntas para restringir suas escolhas.
   Troquem de lugar.

3. Com um parceiro, decidam quem será o Transmissor e quem será o Receptor. Resolvam então sobre uma categoria — animais, pessoas, flores, programas de televisão, etc.
   Tanto o Transmissor como o Receptor pegam um lápis ou giz de cera e uma folha de papel e afastam-se, ficando fora do alcance da visão um do outro.
   Depois de ambos limparem a mente, o Transmissor desenha o item que escolheu enquanto envia cada parte daquilo que es-

tiver desenhando em palavras ou figuras da mente dele para a do Receptor.

O Receptor, à medida que recebe a informação, vai desenhando-a em sua folha de papel.

Confiram os resultados.

O Transmissor e o Receptor trocam de lugar e de categorias para começar novamente.

4. Com um parceiro — um Transmissor, um Receptor —, coloque quatro círculos de cores diferentes num pedaço de papel branco entre vocês. O Transmissor escolhe uma cor e a envia mentalmente por meio de imagens ou de palavras para o Receptor.

O Receptor, ao receber a cor, precisa apontar o círculo de cor que recebeu.

Troquem de lugar ou acrescentem cores e repitam.

5. O Transmissor pega um maço de cartas de baralho. Quando está pronto escolhe uma carta ao acaso, olha-a fora do alcance de visão do Receptor e começa a transmitir a imagem ou palavras descrevendo a carta para ele.

O Receptor expressa verbalmente todas as suas impressões.

Confiram os resultados.

Repitam usando outras cartas e então troquem de lugar.

Você pode fazer também este exercício enviando apenas impressões sobre a cor da carta.

6. Se um animal de estimação estiver por perto, chame-o, dizendo seu nome apenas mentalmente, e veja se ele reage.

Tente isso muitas vezes por dia.

7. Escolha um Estado, a capital de um Estado, um país, uma figura histórica famosa ou o que quiser e mande uma imagem ou pensamento a respeito para um Receptor.

O Receptor vai expressar verbalmente todas as suas impressões.

Troquem de lugar e de categoria tantas vezes quantas desejarem.

8. Escolham um Transmissor e um Receptor.
Transmissor, pense num número de um a dez e mande-o para o Receptor em forma de palavra ou número.
Receptor, ao recebê-lo, expresse verbalmente o número.
Verifiquem os resultados.
Ambos devem limpar a mente.
Repitam o exercício usando qualquer número de um a cinqüenta e, em seguida, de um a cem.
Verifiquem os resultados e troquem de lugar.

9. Escolham um Transmissor; este envia uma sensação física — calor, frio, suave, forte, etc. — para um Receptor por meio da mentalização de uma palavra, sentimento ou imagem.
O Receptor, ao receber a informação, expressa-a verbalmente ou representa-a.
Troquem de lugar.

10. Escolham um dia e façam com que o Transmissor chame o Receptor pelo nome usando sons ou letras em sua mente diversas vezes durante o dia. O Transmissor toma nota do número de vezes que enviou o nome.
O Receptor, ao receber o nome, escreve as vezes em que isso acontece.
Confiram os resultados.
Troquem de dia e de posições.

11. Antes de atender ao telefone, concentre-se em receber o nome ou a imagem da pessoa que está ligando.
Atenda ao telefone e confira o resultado.

12. O Transmissor escolhe cinco objetos, cores ou pessoas diferentes.
Num momento anteriormente combinado entre o Transmissor e o Receptor, o Transmissor envia cada objeto separadamente para o Receptor, que está posicionado a alguma distância.
Confiram os resultados.

13. Exercício em grupo: Escolham uma pessoa para ser o Transmissor, que deve permanecer em pé diante do grupo.

Quando o Transmissor estiver pronto, ele vai enviar a imagem ou as palavras que indiquem mão "direita" ou mão "esquerda".

Conforme cada Receptor recebe a impressão, ele levanta aquela mão.

Quando todos os Receptores tiverem acabado, verifiquem os resultados.

Repita este exercício usando dedos ou pernas.

Troquem os Transmissores.

OU Cada Receptor usa lápis e papel.

O Transmissor concentra-se em enviar a imagem ou palavra relacionada a uma parte do corpo — nariz, orelha, rosto, etc.

Quando os Receptores recebem a informação, eles escrevem as partes do corpo correspondentes às imagens.

Quando todas as informações tiverem sido recebidas, confiram os resultados.

Revezem os Transmissores.

14. Exercício em grupo: Escolham um Transmissor que deve esconder um objeto em outro cômodo, fora do alcance da visão dos Receptores.

Quando estiver pronto, o Transmissor, manda mentalmente a imagem ou palavras dizendo onde o objeto está localizado e os Receptores devem encontrar o objeto telepaticamente. O Receptor que encontrá-lo torna-se o próximo Transmissor.

Repitam o exercício.

15. Exercício em grupo: Escolham três Transmissores.

Os Transmissores formam uma linha diante do grupo como números — um, dois e três.

Todos os Receptores viram-se de costas enquanto os Transmissores trocam de lugar.

Em seguida, cada Transmissor, na sua vez, envia seu número para os Receptores. Quando todas as informações tiverem sido recebidas, os Receptores voltam a ficar de frente para os Transmissores para conferir os resultados.

Repitam, usando outros Transmissores.

16. Exercício em grupo: Divida um grupo ao meio, entre Transmissores e Receptores.

Com os Receptores de costas, os Transmissores decidem sobre qual número mandar, de um a dez.

Quando todos estiverem prontos, os Transmissores enviam o número escolhido para os Receptores.

Os Receptores, ao recebê-lo, dizem qual foi o número.

Confiram os resultados. Troquem todos de função, Transmissores e Receptores.

Repitam o exercício, usando números de um a cem, cores, países, figuras históricas, e assim por diante.

17. Exercício em grupo: Escolham um Transmissor. Estabeleçam cinco comandos diferentes: passo de bebê, passo largo, dois passos puladinhos, e assim por diante.

Todos os Receptores formam uma linha permanecendo em pé a alguns metros de distância do Transmissor e todos de frente para ele.

À medida que o Transmissor for chamando o nome do Receptor, ele enviará um comando telepático para aquele Receptor.

Quando o Receptor recebe o comando ele executa o passo que tiver visualizado. Se o Receptor estiver certo ele vai permanecer no lugar em que chegou, mais perto do Transmissor. Se estiver errado, ele volta para sua posição original.

Cada Receptor terá sua vez até que um deles alcance o Transmissor e o toque. Essa pessoa passa a ser o próximo Transmissor e tudo recomeça.

As Perguntas mais Freqüentes e suas Respostas

As meninas são mais talentosamente intuitivas do que os meninos?

Na moderna sociedade ocidental, há uma tendência de as meninas se saírem melhor do que os meninos nos testes para medir aptidões intuitivas. Esse resultado é baseado de algum modo mais nas diferenças culturais e sociais do que nas aptidões individuais. Já que todas as crianças têm capacidades intuitivas, o grau em que essas capacidades são usadas e até que ponto as crianças se sentem à vontade com elas são freqüentemente determinados pelo ambiente em que vivem. Numa atmosfera aberta, tanto meninos quanto meninas podem desenvolver, conhecer e usar seus talentos muito especiais com liberdade.

O fato de contar com a Resposta do Sentimento não vai incentivar a criança a ser egoísta e não pensar nos outros?

A consciência da Resposta do Sentimento faz exatamente o oposto. Ela encoraja a criança a conhecer seus sentimentos sobre qualquer situação de modo honesto e holístico, incentivando-a também a respeitar o direito dos outros a conhecer seus sentimentos, mesmo quando eles diferem. Em vez de basear as reações e decisões em desejos monetários, inveja ou no modo de pensar alheio, as crianças, ao usar a Resposta do Sentimento como uma parte natural delas mesmas, começam a conhecer e entender o que estão sentindo e a reconhecer que os outros têm o direito de tomar suas próprias decisões.

É possível que as crianças liberem energia demais durante os exercícios de Liberação das Tensões?

Os exercícios de Liberação das Tensões não esgotam a energia das crianças. Eles simplesmente as ajudam a se livrar de energias represadas que foram se acumulando durante o dia e que não são mais necessárias para manter o equilíbrio de sua energia. Embora o corpo libere essas energias muito naturalmente, os exercícios de Liberação das Tensões permite que o corpo as libere de uma só vez.

O ensino de diferentes tipos de aptidão intuitiva a crianças não as confunde? Essas habilidades deveriam ser ensinadas seguindo alguma ordem determinada ou uma por vez?

Não há nenhuma ordem estabelecida para se ensinar aptidões intuitivas. Uma habilidade desse tipo não é maior nem menor do que outra, e todas as crianças já carregam dentro de si suas aptidões intuitivas. Aprender sobre os diferentes tipos dessas habilidades naturais vai encorajá-las a experimentar e a descobrir completamente seus talentos. Muitas crianças ficarão interessadas em tentar vários exercícios de diferentes tipos de habilidades e vão combinar diversos exercícios em vez de executá-los de maneira ordenada. Finalmente, seus interesses naturais e sua espontaneidade vão guiá-las para os talentos que são delas exclusivamente.

Desenvolver as aptidões intuitivas pode ser perigoso para as crianças? É necessário que elas tenham uma certa idade para desenvolver e utilizar essas habilidades?

As aptidões intuitivas das crianças já são usadas de maneira muito natural durante o seu dia-a-dia. As impressões espontâneas expressadas sem razão aparente, informações telepáticas, sonhos muito vívidos — tudo isso pode ser mais bem entendido pelo desenvolvimento de suas aptidões inatas. As crianças muitas vezes são mais equilibradas que os adultos para determinar o que podem ou não fazer ao desenvolver seus talentos intuitivos. Se um exercício for muito difícil, elas vão evitá-lo ou mostrar falta de interesse por ele. Se as crianças não conseguem expressar verbalmente suas impressões mas estão interessadas em explorar alguns exercícios, esses podem ser modificados para ajustar-se às suas aptidões ou meios de expressão. Deixe que eles participem na criação de seus próprios exercícios. É mais prejudicial ensinar as crianças a terem medo ou a ignorar uma parte natural delas mesmas do que deixá-las explorar todas as suas partes, especialmente aquelas que podem ser ferramentas positivas para o seu próprio desenvolvimento.

E se a criança não extrair resultados concretos dos exercícios?

O objetivo não é alcançar resultados perfeitos, mas familiarizar as crianças com seus próprios talentos. As crianças terão resultados precisos em alguns exercícios e, em outros, não, mesmo em áreas em que demonstrem um talento pronunciado. Isso pode ser causado pela incapacidade delas em concentrar-se no momento, pela necessidade de aprovação ou por pressão em relação ao desempenho. Elas podem tentar o mesmo exercício ou uma variação dele mais tarde e obter resultados. Com a prática, ficarão mais acostumadas a usar suas aptidões intuitivas e a desenvolvê-las. O enfoque no processo, não tanto nos resultados, vai permitir às crianças explorar seu potencial à vontade e livremente.

E se as crianças forem muito pequenas para falar? Como se pode trabalhar com elas para desenvolver suas aptidões intuitivas?

Trabalhar com exercícios que usem a Telepatia ou encorajá-las a desenhar ou a dançar ou encenar suas impressões vai ajudá-las a praticar suas aptidões intuitivas e, mais tarde, a incorporar essas habilidades a seu desenvolvimento verbal.

Ravi, um garoto de 13 anos, nunca entregava a lição de casa e tinha dificuldade para guardar informações. Depois de ser testado na escola, foi diagnosticado como retardado limítrofe e colocado numa classe especial. Na primavera, uma professora substituta chamada Karin passou para Ravi um trabalho escolar especial: escrever um poema sobre o amor. Pela primeira vez em anos, Ravi entregou seu dever de casa. A poesia que entregou foi escrita com maturidade e ia muito além do potencial mental apontado pelos psicólogos.

"Por favor, mamãe, deixe-me tocar piano", Alessandra implorava aos 3 anos de idade. Embora ninguém na família tivesse inclinações musicais, sua mãe finalmente levou-a a um professor de piano. Com 5 anos ela já conseguia tocar concertos de Mozart e começou a compor suas próprias músicas clássicas. Com 6 anos já estava participando de concursos musicais estaduais. Com 10 anos, Alessandra tocou como solista com a orquestra filarmônica de San Francisco.

Com 15 anos de idade Samuel era conhecido por sua maturidade. Os colegas o procuravam pedindo conselhos e orientação. Raramente ele errava. Certo dia Samuel aconselhou um colega a não ir à pizzaria às quatro horas para encontrar os amigos. Rindo do conselho de Samuel, o colega resolveu ir de qualquer maneira. Poucos minutos depois das quatro, uma pessoa entrou correndo no restaurante com uma arma, atirou no rapaz que estava na caixa registradora e roubou o dinheiro que estava lá, ferindo uma outra pessoa — o colega de Samuel.

5

A Estimulação do Sexto Sentido das Crianças

As crianças intuitivamente talentosas conseguem fazer a leitura das pessoas como se elas fossem livros. São capazes de ver coisas que são invisíveis para os outros. Podem sentir e conversar naturalmente com espíritos guia, anjos ou entes queridos que já morreram. Fazem previsões de acontecimentos futuros sem pensar e alcançam metas muito além de sua idade cronológica.

Essas crianças, extraordinariamente dotadas, não estão ainda emocional, física e psicologicamente formadas. Elas não conseguem entender por que todas as outras pessoas não sentem o que elas sentem, por que são ridicularizadas quando sabem que estão certas, por que as pessoas não se expressam quando elas obviamente sabem o que estão sentindo.

Crianças Intuitivamente Talentosas

Nas culturas primitivas, as crianças com talentos excepcionalmente intuitivos eram tratadas como dádivas especiais dos deuses depositadas entre seu povo. Os mais velhos as ouviam. Elas eram respeitadas e cuidadosamente estimuladas nos caminhos dos xamãs e pessoas santas que vieram antes delas. Outras crianças as olhavam como modelos especiais que deveriam ser seguidos. Não havia dúvida entre o povo de que elas se tornariam líderes, curandeiros, matriarcas e patriarcas do seu grupo. Ninguém achava que fossem esquisitas e ninguém ignorava seus talentos invisíveis. Ninguém as marginalizava.

Acontece o oposto na sociedade ocidental. Na Idade Média, as crianças intuitivamente talentosas eram aterrorizadas, amaldiçoadas, jogadas em calabouços ou enforcadas. Durante a Inquisição, as crianças que demonstrassem ter visões ou poderes sobrenaturais eram torturadas, enforcadas ou queimadas em fogueiras. Na época colonial da América do Norte, as crianças suspeitas de terem sonhos intuitivos ou percepções que não podiam ser fisicamente provadas eram marginalizadas, ridicularizadas e punidas diante de toda a comunidade. Em 1692, em Salem, no Estado de Massachusetts, segmentos inteiros da população jovem, especialmente as moças, eram acusadas de feitiçaria e heresia caso mencionassem qualquer coisa que partisse da intuição. As pessoas temiam por suas vidas e por suas famílias se suas crianças fossem acusadas de ter poderes intuitivos.

Nas sociedades ocidentais modernas, as crianças com esses mesmos talentos podem não ser sacrificadas, mas ainda são aterrorizadas, ridicularizadas ou marginalizadas. As crianças com excepcionais aptidões de sexto sentido são olhadas como estranhas, loucas, incapazes de aprender ou perigosamente diferentes de seus colegas.

As crianças dotadas de muita intuição não são esquisitas nem desajustadas psicologicamente. Elas são talentosas. Seus talentos intuitivos são tão pronunciados que elas não podem disfarçá-los. Fortes defesas psicológicas não conseguem impedi-las de usar seus talentos. Mal compreendidas, elas passam a vida acreditando que seus maravilhosos talentos "invisíveis" as impedem de ser brilhantes e capazes, aceitas e valorizadas.

"Vá já para o seu quarto", ordenou a mãe de Jeffrey, um garoto de 10 anos.

"Por quê?", ele perguntou.

"Porque eu mandei, e basta", ela respondeu com raiva.

"Mas você não está brava comigo. Você está brava porque o papai ainda não chegou."

A mãe olhou para ele e ficou pálida. "Vá já para o seu quarto! Agora!" Ela não achava justificativa para o que tinha feito enquanto olhava seu filho subir zangado as escadas.

Ela sabia que ele estava certo.

As crianças intuitivamente talentosas são incomuns em sua sensibilidade emocional. Elas sabem por que as pessoas estão perturbadas. Elas sentem o estado de espírito das pessoas sem que elas lhes digam. Entendem acontecimentos sem testemunhá-los. Sem o conhecimento consciente de suas percepções elas ficam confusas. Quando um professor implica com elas, as crianças ficam perturbadas porque sabem que o professor está apenas tendo um dia ruim. Elas não compreendem por que os amigos não são gentis e são desonestos em relação às suas inseguranças. Elas são humilhadas quando os parentes riem de suas observações. Ficam perturbadas quando os pais se recusam a demonstrar seus sentimentos. Sentem-se incomodadas quando as fortes percepções que têm são ignoradas.

As crianças intuitivamente talentosas são normalmente bem integradas. Elas também são intelectualmente brilhantes e criativas além de sua idade cronológica. Como elas vêem coisas através dos olhos de uma alma velha, comumente são tratadas como adultos pelos adultos apesar de ainda estarem na infância. Elas recebem normalmente mais responsabilidade emocional que as outras crianças da sua idade e espera-se que façam mais do que são capazes de fazer ou sejam mais fisicamente do que são. Elas vivem num conflito diário entre tentar viver de acordo com a expectativa dos adultos e serem aceitas pelos colegas. Em sua vivência, elas sofrem por suas diferenças psicológicas e emocionais.

Os adultos, muitas vezes, contam com as percepções de crianças intuitivamente talentosas, depositando mesmo um senso maior de responsabilidade emocional sobre seus ombros jovens. Coloque três meninos adolescentes juntos e aquele que não se ajustar — que muitas vezes age como adulto, um intruso — é provavelmente uma criança dotada de intuição. O garoto será capaz de sacrificar seus talentos naturais para tentar se ajustar a qualquer grupo. Ele pode sofrer na escola porque precisa ser todas as coisas para todas as pessoas e, muitas vezes, é emocionalmente sugado, deprimido, retraído ou reprimido por sua consciência aguda e sensibilidade com relação a tudo o que está à sua volta. A incapacidade dos adultos e colegas de entender o dilema de ser uma alma velha em um corpo jovem faz as crianças sentirem-se estranhas consigo mesmas.

Na escola, as crianças intuitivamente talentosas encontram-se diante de outro dilema indizível, pois podem ser incapazes de expressar verbalmente seus sentimentos e medos mais profundos porque ninguém vai entendê-las. Elas podem reagir ao estado de espírito dos professores. Podem ser perturbadas pelas atividades dos colegas, ainda que isso as divida entre a frustração dos professores e sua própria necessidade de se adaptar. Podem ter dificuldade para memorizar fatos e termos que não têm significado conceitual para elas. Explique a elas o processo de Einstein para a descoberta da teoria da relatividade e essas crianças irão lembrar-se dele. Descreva o clima social na época em que Lincoln libertou os escravos e elas não se esquecerão da data. O modo de elas aprenderem por meio da perspectiva, conceitualização, sabedoria e visão conflita diretamente com os métodos da sala de aula baseados em medir a inteligência por testes de múltipla escolha.

Essas crianças podem ser excepcionalmente brilhantes e incomumente criativas, mas seus talentos interiores são ignorados em sistemas de aprendizagem estruturados tradicionalmente porque as percepções que elas têm e os modos de alcançar resultados não se ajustam. Essas crianças altamente dotadas muitas vezes se sentem fracassadas e perdedoras, desenvolvendo uma auto-estima baixa e depressão na escola e em casa. Aparentemente, elas podem parecer preguiçosas ou reticentes, ou então manipulam suas aptidões intuitivas mais pronunciadas para conseguir passar ou ganhar reforço negativo.

Donas de uma intuição apurada, as crianças muitas vezes usam seu sexto sentido para fazer a leitura dos professores ou dos pais — para seduzi-los ou agir de modo a evitar suas exigências. Elas sabem exatamente até que ponto podem pressionar os pais para conseguir o que querem e quando parar. Elas sabem quando a intenção das pessoas é sincera. Elas podem ser tão retraídas que não conseguem participar de nenhuma atividade, ou precisam controlar seu ambiente de modo a não se sentir tão fora de prumo. Elas se tornam crianças-problema. Elas são as primeiras a criar situações negativas com professores que não são sinceros e também as primeiras a dizer às outras para parar de perturbar os que são bem-intencionados. Podem ser as meninas "boazinhas" ou os meninos que trabalham bem abaixo de suas capacidades. Ou podem brigar e reagir além da provocação quando são exibidas demonstrações desonestas de emoção, de cuidado ou de disciplina.

Independentemente do seu comportamento exterior, as crianças intuitivamente talentosas são profundamente conscientes de quando desapontam as famílias, os professores e os amigos. Elas são penalizadas por seus sentimentos reais e por sua inabilidade para alcançar as notas desejadas, para agir de acordo com um comportamento determinado, ou para respeitar ou ganhar respeito. A formação de pressões internas as levam a fazer escolhas tolas e a comportar-se de modo contrário aos sentimentos mais profundos que não conseguem entender. Elas se afligem com as opiniões dos parentes que, constantemente, não as compreendem. Essas crianças sofrem quando os professores interpretam mal suas reações a coisas que elas não podem controlar conscientemente. Sentem-se pouco à vontade com amigos que não aceitam suas percepções freqüentemente maduras. Sem compreender as razões para as suas diferenças, essas crianças altamente talentosas sofrem em silêncio. Elas permanecem isoladas ou solitárias, suspeitando que ninguém mais sabe ou pode entrar em contato com aquilo que estão sentindo. Começam a pensar que há alguma coisa realmente errada com elas e a temer o contato social, com medo de se desapontar e com medo dos outros. Algumas crianças ficam realmente deprimidas e, desesperançadas, tentam se machucar fisicamente ou se destruir.

Nos últimos vinte anos, nas escolas e nas comunidades em todo o mundo, foram criados programas para ajustar as necessidades e talentos de crianças superdotadas intelectualmente, atleticamente e criativamente. Até o momento não há programas que estudem ou reconheçam as crianças intuitivamente talentosas.

Isso não significa que toda escola deva ter uma classe separada para ensinamentos parapsíquicos, como leitura de auras, leitura da mente, e assim por diante. As aptidões intuitivas não excluem necessariamente quaisquer outros talentos. As crianças, de fato, combinam naturalmente seus talentos intuitivos com muitas outras habilidades. As crianças intelectualmente talentosas usam sua intuição para compreender e resolver mentalmente problemas difíceis. As crianças atleticamente talentosas têm um senso intuitivo de oportunidade e uma habilidade para achar as brechas por onde passar na prática de esportes. As crianças criativamente talentosas acrescentam sua visão especial e inspiração aos seus talentos artísticos. Como todas as crianças talentosas, aquelas dotadas de intuição precisam ter seus talentos exclusivos conhecidos e reconhecidos. Elas só podem se orgulhar de si mesmas e desenvolver-se numa sociedade que aceite pessoas multidimensionais.

> *"Tommy descobriu imediatamente como ligar este rádio velho com o qual eu vinha lutando nos últimos três anos."*
>
> *"A Yvette sabe como arrumar o cabelo melhor do que eu jamais seria capaz de imaginar."*
>
> *"Quando levo Felicia a um museu, ela sabe mais sobre dinossauros do que o curador da mostra."*

Quando pais, professores e outros adultos reconhecem e estimulam essas crianças dotadas de sexto sentido natural, eles as incentivam a criar auto-estima e autoconfiança sem insuflar-lhes medo ou a sensação de isolamento. Altamente sensíveis, as crianças intuitivamente talentosas precisam de reforço honesto que lhes diga que há usos positivos e concretos para seus talentos invisíveis no dia-a-dia. Elas precisam sentir o apoio e o respeito das pessoas próximas a elas; precisam saber que suas habilidades naturais são especiais. Ouvi-las sem censurar seus sentimentos e pensamentos, deixando que elas acreditem em sua intuição e permitindo que elas percebam quando estão certas sem críticas vai ajudá-las a acreditar em si próprias, contar consigo mesmas e usar seus talentos para se manterem saudáveis e vitais para poder beneficiar outras pessoas.

Há muitas maneiras para um pai, um professor ou um amigo conseguir, conscientemente, ajudar as crianças intuitivamente talentosas a se sentirem à vontade com seus talentos especiais:

• Não pressionem seu desempenho. Não importa o quanto suas aptidões possam parecer surpreendentes, elas não são um entretenimento. Tendo uma empatia natural e sendo altamente sintonizadas com as necessidades alheias, as crianças intuitivamente talentosas querem fazer coisas para agradar aqueles que elas amam. Normalmente precoces, ainda muito novas elas aprendem rapidamente que desempenhar "a pedidos" vai lhes assegurar amor e aceitação. Elas podem começar a ver seus talentos como um meio de ganhar a aprovação em vez de se constituírem em ferramentas para o seu desenvolvimento. Quando não produzem os efeitos concretos esperados usando suas aptidões intuitivas, elas se sentem como se tivessem fracassado e ficam menos capazes de apreciar o que podem fazer. Em vez disso, com reforço positivo, essas crianças podem desenvolver suas habilidades e tornar-se um professor sensível, um pesquisador admirável, um médico talentoso, um advogado bem-sucedido, um artista criativo ou um terapeuta com um alto grau de percepção em vez de um número de um espetáculo de variedades.

• Não force as crianças a explorar ou desenvolver seu sexto sentido de modo estruturado se elas não desejarem isso. Já que as crianças vêem seus talentos como uma parte natural delas mesmas, elas podem não querer ou não conseguir separá-los de sua maneira normal de ser. Já que as crianças intuitivamente talentosas são muito sensíveis, forçá-las pode inibi-las ainda mais. Ouça-as. Pratiquem jogos em que haja reciprocidade, em que ninguém tenha que passar ou falhar. Não importa o quanto sejam óbvios os talentos delas, é melhor ajudar as crianças a descobrir seu próprio caminho do que forçá-las a fazer isso.

• Crie uma atmosfera receptiva na qual as crianças fiquem livres para observar os resultados do uso de sua intuição e elas se sentirão bem mais inclinadas a experimentá-la e a falar sobre ela. Uma orientação gentil e o incentivo irão ajudar as crianças a reconhecer e desenvolver completamente esses talentos sem fazê-las sentir que cada movimento que fazem está sendo estudado.

• Não se concentre em usar a sabedoria, os conselhos e as percepções da criança dotada de intuição para seus fins pessoais. Ela pode ser mais do que capaz de encontrar as respostas certas, resolver os problemas dos adultos e dar informações valiosas para ajudá-lo em sua vida, mas, ao torná-la seu guru pessoal, você a impede de usar seus talentos naturais para seu crescimento pessoal. Abra-se para a possibilidade de descobrir seus próprios talentos intuitivos junto com os dela. Um ambiente aberto à experimentação e à diversão pode habilitar as crianças intuitivamente talentosas a ligar-se a outras pessoas enquanto exploram sua própria individualidade.

• Muitas vezes, as crianças dotadas de intuição, são indivíduos extremamente talentosos com muitas outras aptidões para desenvolver. Forçar a competição ou concentrar-se exclusivamente nas aptidões intuitivas ou ignorá-las não as ajuda a se tornarem pessoas bem resolvidas. Cultivar os talentos especiais que surgem no curso da vida cotidiana ajuda-as a integrar esses talentos e alcançar seu potencial completo.

• Mantenha seus canais de comunicação abertos com relação a qualquer coisa, não importa o quanto possa parecer tola. Embora dotadas de uma sabedoria que vai além da sua idade, as crianças intuitivamente talentosas não são adultos, portanto, ainda não estão desenvolvidas emocional e fisicamente. Eles precisam de ajuda para desenvolver seu conhecimento físico, sua lógica, sua destreza e os modos de expressão de suas emoções físicas, enquanto descobrem seus talentos intuitivos.

• Incentive a independência. Explorar seu sexto sentido ou qualquer outro talento dá às crianças espaço para explorar coisas do seu próprio modo sem expectativas desnecessárias ou regras. Encorajar as crianças a contar com seu conhecimento e intuição permite-lhes sentir-se bem consigo mesmas e encaminhar-se para confiar naquilo que elas já conhecem inatamente.

• Descubra modelos de adultos que também integraram seus talentos. Apresentar às crianças adultos bem resolvidos, responsáveis e amorosos, que também são dotados de intuição, ajuda-as a adquirir mais conhecimento e respeito por seus próprios talentos. Os modelos não precisam ser médiuns ou pessoas que trabalhem no campo da intuição. Se uma criança tiver uma inclinação para o atletismo, descubra um treinador ou um instrutor que possa ajudá-la a descobrir seu senso intuitivo de oportunidade para complementar suas habilidades atléticas. Já que a maioria dos treinadores e técnicos não professa abertamente o uso de seus talentos intuitivos, use sua intuição ou Resposta do Sentimento quando estiver selecionando um instrutor.

• Incentive atividades criativas. As crianças intuitivamente talentosas são criativas no seu modo de pensar e nas suas habilidades organizacionais e muitas manifestam sua criatividade por meio da arte, da música, da dança, da literatura, do teatro, da ciência ou da interação social. Dê-lhes tempo para que elas investiguem esses talentos e falem sobre suas descobertas mais tarde.

• Depois de achar os tutores ou professores apropriados, eduque-as em relação aos problemas específicos das crianças intuitivamente talentosas para que elas possam entender claramente seus talentos especiais e necessidades e descubram meios mais efetivos para aprender. Incorporar seus talentos invisíveis ao processo de aprendizado pode favorecer sua educação intelectual e social e ajudar essas crianças a ter um bom desempenho na sala de aula.

• Permita que as crianças criem projetos especiais em casa e na escola. Dê-lhes liberdade para desenvolver esses projetos da maneira delas e com uma orientação gentil de sua parte. Desse modo, elas podem aprender como usar seus talentos naturais em situações socialmente estruturadas.

• Crie um ambiente em que as crianças intuitivamente talentosas possam questionar abertamente coisas que elas não entendam sem se sentirem estranhas ou tolas. Se você não conseguir responder a uma pergunta, não a descarte nem invente uma resposta. As crianças intuitivas sabem quando alguém está mentindo. Incentive-as a explorar as possibilidades e procure descobrir mais informações sobre aquela idéia ou determinado assunto. Isso vai fortalecer o vínculo de carinho entre vocês.

• Não limite as crianças intuitivamente talentosas no seu aprendizado sobre as coisas. Deixe que o próprio interesse determinante seja o guia delas. Se elas desejarem acompanhar um projeto ou idéia que pareça excessivamente maduro para elas ou que não esteja incluído em seu currículo escolar, dê-lhes a oportunidade de explorá-lo. Elas vão atingir seu próprio limite natural de entendimento e passarão para outra atividade. Muitos adultos ficam com medo de deixar que as crianças confiem em suas intuições ou tentem alguma coisa que possa ser muito difícil para elas. As crianças intuitivamente talentosas, em contato com suas reações viscerais, saberão o que sentem que é certo para elas. Ajude-as quando for possível a participar e explorar as coisas no ritmo delas.

• Seja tão honesto quanto possível naquilo que diz para as crianças intuitivamente talentosas. Elas sentem sua honestidade e responderão rápida e sinceramente sem fazer um julgamento prévio. Elas não precisam saber de todos os problemas emocionais ou matizes da sua vida; simplesmente expresse o que tem a dizer da maneira mais clara possível para elas. Se estiver confuso ou na dúvida sobre seus sentimentos com relação a alguma coisa em que elas estejam envolvidas, pode ser que essas crianças interpretem mal sua confusão, a menos que você diga a elas que está confuso. Não tenha medo do seu ser incompleto e imperfeito. Elas vão amá-lo por isso.

• Não incentive as crianças intuitivamente talentosas a ser ou a agir como adultos. Com percepções e sentimentos muitas vezes mais maduros do que os de muitos de seus colegas, elas geralmente irão gravitar em torno de pessoas fisicamente mais velhas. Sua sensibilidade pronunciada, inteligência e profundidade emocional servem de conforto aos adultos que podem inconscientemente tratá-las como amigos íntimos ou confidentes. Fisicamente, elas ainda são crianças e podem ficar sobrecarregadas com problemas e responsabilidades com os quais não conseguem lidar emocionalmente. Elas precisam ser apreciadas por seus talentos, mas precisam interagir com outras crianças e tomar parte das mesmas atividades delas.

• Seja criativo no planejamento de novos e desafiadores modos de ensinar e comunicar idéias e informações e de estimular intelectualmente as crianças intuitivamente talentosas. Usando suas próprias reações viscerais e habilidades intuitivas e criativas, explore uma maneira de encorajá-las e educá-las. Elas estarão ansiosas para participar e apreciarão seus esforços.

• Se as crianças forem continuamente hiperativas sem nenhuma razão psicológica ou fisiológica que explique essa condição, faça um esforço especial para descobrir saídas criativas e atividades que interessem a elas. Incentive a atividade física diária de modo que elas possam liberar tensões de acordo com suas necessidades. Prolongue a hora de brincar por mais alguns minutos antes da hora de estudar. Incorpore outros interesses ou talentos que elas possuam quando tiverem lições difíceis para fazer.

• Se as crianças intuitivamente talentosas têm dificuldade em reter informações, procure formas criativas para que elas possam usar seus talentos inatos para adquirir hábitos de estudo que tenham mais significado. Conversem sobre a idéia ou o conceito completo da lição, da história ou do projeto. Dê algumas sugestões visuais para ajudá-las a reter informações importantes. Deixe-as participar com você do processo, de modo que elas possam sentir-se realizadas e satisfeitas.

• Se as crianças intuitivamente talentosas forem excepcionalmente retraídas, descubra atividades criativas que as encorajem a usar sua empatia. Encontre modos de incluí-las nas tomadas de decisão e explore a visão delas das coisas sem forçá-las ou incentivar a visão de sucesso/fracasso.

• Se as crianças tiverem problemas com concentração, sentirem-se muito pressionadas para manter-se concentradas, ou estiverem sobrecarregadas emocional ou fisicamente por tudo que as rodeia, crie uma atmosfera relaxante em que elas possam se movimentar. Ajude-as a praticar o exercício de Liberação das Tensões ou o de Relaxamento para que elas possam recorrer a eles quando quiserem, a fim de ajudá-las a encontrar seus próprios caminhos para recuperar a concentração.

Cada família, cidade, nação ou o mundo todo é tão produtivo e bom quanto o seu povo. Por toda a história sempre houve povos especiais que escutaram seus sonhos, acreditaram em seus sentimentos íntimos, seguiram suas reações intuitivas e ajudaram e inspiraram a humanidade a ampliar sua sabedoria convencional. Esses indivíduos tiveram origens muito diversas. Eles trouxeram idéias e métodos novos para progressivamente mudar a nossa vida. Descobriram a cura para doenças e introduziram a tecnologia e novos meios de expressão. Eles acreditavam em mais coisas do que aquilo que era fisicamente conhecido, visto ou ouvido. Confiando em sua própria intuição e acreditando em suas percepções inspiradas, eles incentivaram outros a se atrever e vislumbrar novos horizontes.

Assumir uma abordagem ativa e criativa para os problemas que as crianças intuitivamente talentosas experimentam pode proporcionar uma visão mais ampla com relação ao mundo delas e suas potencialidades. Ajudar essas crianças a encontrar seu caminho numa sociedade direcionada tecnológica e intelectualmente pode dar em troca a essa sociedade grandes invenções, idéias ou indivíduos que beneficiarão a humanidade. Apenas dando amor e compreensão qualquer um pode ajudar a estimular os talentos brilhantes das crianças intuitivamente talentosas.

"Julie pintou este quadro. Dá para acreditar? Observe os detalhes incríveis. Não sei de onde ela tirou este dom. Meu marido e eu não conseguimos jamais traçar nem ao menos uma linha reta!"

"Ele corre, joga basquete e canta? Onde vocês conseguiram esta criança?"

"Robby escreveu esta história incrível para a escola. Até mesmo a professora ficou admirada. Ele mal fala na classe."

Todas as crianças trazem a criatividade da própria alma para um lugar físico de aprendizado. A criatividade é uma parte da sua maneira natural de ser. As crianças pequenas muitas vezes cantam para si mesmas, dançam, representam espontaneamente uma personagem de sua própria invenção, com ou sem uma platéia para apreciá-las. A criatividade é um modo fundamental pelo qual elas aprendem sobre as coisas muito tempo antes de aprenderem a lógica e o comportamento social.

Muitas crianças altamente criativas são também muito intuitivas. Elas desenvolvem seus talentos quando ainda são muito novas. Essas crianças comunicam-se livremente com suas musas, enxergam figuras e desenhos onde os outros não vêem, têm um senso inato de ritmo e fraseologia musical, escrevem com uma sabedoria que desafia a sua idade.

Com muita freqüência, as aptidões intuitivas que elas empregam no processo criativo são rejeitadas em vez de incentivadas e somente os produtos finais são concretamente recompensados. A mensagem não expressa é que a inspiração não tem valor. A criatividade não é válida sem resultados concretos extraordinários. O produto final é o único resultado importante. Não há um esforço consciente ou interesse em conhecer o modo pelo qual aquela criança pinta um quadro, canta uma canção, acha inspiração ou extrai o melhor das pessoas. O fato de não haver nenhum reconhecimento dos talentos intuitivos das crianças como parte do seu processo criativo muitas vezes impede o crescimento artístico delas. Elas aprendem técnicas já aprovadas em vez de explorar suas próprias inovações; seguem sugestões limitadas em vez de expandir seus horizontes. Suas percepções "intangíveis" e impulsos são reprimidos e estruturados, inibindo a criatividade espontânea, deixando-as infelizes, temperamentais e frustradas. Sem um alicerce baseado naquilo que conhecem intrinsecamente, elas ficam hesitantes e menos dispostas a tentar novas experiências.

Muito empáticas e sensíveis, podem ouvir de seus professores ou pais que seu modo de criar ou aquilo que criam não faz sentido, é tolo ou idiota, ou que elas deviam seguir as visões ou técnicas convencionais. As crianças podem não estar suficientemente seguras emocionalmente para rejeitar o que os outros dizem e ir adiante com sua própria visão. Elas podem se retrair, perder a confiança, ficar desiludidas com relação a seus talentos que antes eram tão estimulantes.

É comum para as pessoas pensar em crianças excepcionalmente criativas como aquelas que são artisticamente talentosas. A criatividade nas crianças se manifesta também de outros modos, só que esses modos são freqüentemente desprezados. Não é incomum que crianças intuitivamente talentosas resolvam problemas emocionais ou físicos de maneira inovadora. Elas podem saber conceitualmente como construir ou consertar aparelhos mecânicos, ser boas com as mãos e inventar objetos incomuns. Podem improvisar jogos no computador, ser debatedores ou comunicadores excepcionais ou ter pensamentos inovadores. Podem se destacar naturalmente nas áreas de matemática e física ou em política estratégica. Podem ser capazes de organizar um jogo, um evento, um passeio da família, com eficiência e cuidados voltados para todos os participantes. Elas podem dar bons conselhos e saber inatamente como tomar conta dos outros, assumindo as responsabilidades com as quais os adultos não estão lidando. A criatividade das crianças na vivência diária pode ser excepcional.

As crianças nascem com seus talentos invisíveis. O foco principal dos adultos deve ser dar apoio a elas e liberdade para explorarem esses talentos. Se elas estiverem procurando caminhos para resolver problemas, chegar a algumas conclusões, explorar o ambiente, interagir socialmente ou descobrir sua voz, arte ou linguagem, elas precisam percorrer seu próprio caminho. Se elas demonstrarem uma inclinação para o desenho ou a escultura, mostre-lhes como achar um significado no processo. Elas inatamente estarão muito mais intrigadas com a metodologia do que com aquilo que produzem materialmente. Elas levam esse potencial para todas as suas experiências. Se forem socialmente criativas, com encorajamento podem usar talentos semelhantes para estudar matemática e ciência. Entrar em contato com seus talentos visuais pode ajudá-las a aprender seus assuntos mais importantes. Incorporar suas aptidões criativas intelectuais pode fazê-las compreender seus mais profundos sentimentos e emoções. Sua inclinação para o atletismo e o enfoque na técnica podem ser usados do mesmo modo em outras áreas.

As crianças criativas normalmente são leitores, escritores, músicos, matemáticos, cientistas e conselheiros precoces, que devem ter problemas com essas mesmas aptidões assim que entram na escola. Numa estrutura convencional de sala de aula, o processo natural delas pode ser ignorado, deixado de lado, para que elas se adaptem ao sistema de aprendizado organizado, ou então abafado pela ênfase dada a uma nota alta ou ao desempenho. Pode lhes faltar apoio em casa para estimular seus talentos e espaços de tempo para explorá-los do seu próprio modo.

A ligação entre crianças intuitivas e talentos criativos pode passar despercebida, limitando a visão de si mesmas, de seus talentos e do mundo multidimensional em volta delas. As crianças que são tanto intuitivamente talentosas como altamente criativas podem:

• Ficar muito conscientes e intrigadas com as experiências físicas. Elas exploram prontamente experiências físicas novas e fora do comum e demonstram muita curiosidade e um desejo forte de interagir com seu ambiente.

• Experimentar abertamente o mundo intangível que existe dentro delas sem se sentirem envergonhadas ou perder o senso de realidade física. Elas vão se sentir tão em casa com suas visualizações e raciocínio conceitual como com qualquer descoberta ou interação física.

• Exibir uma profundidade de percepção e sentido de beleza, amor, harmonia e entendimento maior do que o normal. Elas se sentirão mais à vontade com sentimentos universais que vivem dentro de nós num nível mais profundo.

• Pensar por si mesmas sem perder sua capacidade de criar empatia com as pessoas à sua volta. Vão se sentir livres para inventar e investigar sem se isolar socialmente.

• Comunicar-se livremente, quer verbalizando quer por telepatia. Elas vão se sentir igualmente em sintonia com os meios de troca tanto física quanto não-física.

Nas sociedades que valorizam o progresso tecnológico para render ganhos materiais, as crianças criativas podem, muitas vezes, se sentir deslocadas. Se suas percepções e talentos criativos não corresponderem ao pensamento racional moderno, elas se sentirão marginalizadas. Ironicamente, elas são vistas como sonhadoras embora possam ser visionárias que criam as inovações tecnológicas que virão a seguir. Elas podem apresentar um rendimento baixo na escola, incapazes de fazer até mesmo simples exercícios automáticos, mas em testes de avaliação conceitual elas ultrapassam o padrão. Podem ser intelectualmente avançadas, mas comprometem seu pensamento inovador com o objetivo de vencer ou ficar à frente dos outros. Elas precisam ser lembradas do seu equilíbrio no mundo físico. Suas visões são valiosas. Seus sonhos podem ser aplicados às metas concretas. As crianças intuitivamente talentosas num grau excepcional são lembretes vivos de que para cada inovação no mundo houve inventores, planejadores, criadores que usaram seus dons incomuns para mostrar à sociedade que qualquer coisa é possível.

Crianças Prodígios

Wolfgang Amadeus Mozart compôs minuetos antes de fazer 4 anos.

Frédéric Chopin deu concertos aos 9 anos de idade.

Albrecht Dürer criou seu famoso auto-retrato aos 13 anos.

As irmãs Brontë, Charlotte, Emily e Anne, escreveram romances quando ainda eram crianças.

Blaise Pascal formulou sua geometria quando ainda era menino e ainda era privado de livros de matemática.

As crianças prodígios são vistas pela sociedade ocidental como dádivas, anomalias da natureza, ou como ambas. Antigamente, eram solicitadas de vila em vila, convidadas a exibir seus talentos incomuns nas cortes dos reis. Hoje, são convidadas a aparecer em programas de entrevistas, escrevem sobre elas em revistas sensacionalistas e elas são examinadas por cientistas.

Acredita-se que os talentos incríveis da maioria delas são desenvolvidos completamente antes dos 4 anos de idade. As crianças prodígios vêm ao mundo, desde a hora do seu nascimento, prontas para usar aptidões altamente desenvolvidas e as exibem abundantemente. Uma teoria é que esses talentos altamente desenvolvidos, quer artísticos ou intelectuais, são trazidos de vidas passadas.

Essas crianças precoces e altamente intuitivas entram num mundo físico de muitas contradições. Freqüentemente elas são obrigadas a se concentrar somente em seus extraordinários talentos e não lhes permitem aprender como as outras crianças. Elas são reconhecidas e gratificadas por apenas uma parte excepcional delas mesmas, o que lhes custa a falta de desenvolvimento das outras. Nos anos de 1800, as crianças prodígios eram exibidas como anomalias por todo o país, nos Estados Unidos, em espetáculos de feiras. Como não lhes permitem ficar aquém das expectativas da sociedade, hoje essas crianças trabalham continuamente para provar seu valor. Muitas vezes privadas do contato diário regular com outras crianças, elas se acham rodeadas pelas expectativas dos adultos. Plenas de sabedoria afetuosa e emocionalmente sensíveis muito além de sua idade física, muitas vezes elas se tornam prisioneiras de um talento singular bem desenvolvido. Freqüentemente sentem-se culpadas por ter talentos que os outros levariam anos de treinamento para adquirir. Elas se sentem desajeitadas para lidar diretamente com as partes mundanas de suas vidas pessoais.

Mozart, um compositor brilhante já na mais tenra idade, sofreu grande parte da vida com a dificuldade de conciliar um talento soberbamente maduro com sua imaturidade emocional. A maioria das crianças prodígios sofre com problemas semelhantes. Suspensas num mundo adulto que aplaude seus talentos espantosos, elas ainda são criancinhas emocional e psicologicamente. Mesmo dotadas de intuição incomum, falta-lhes o conhecimento concreto e o desenvolvimento emocional para compreender suas vidas físicas e as interações do dia-a-dia. As crianças prodígios podem ser capazes de criar lindos trabalhos de arte, mas podem não saber como lidar com o comportamento social. Podem achar difícil expressar verbalmente seus sentimentos mais profundos sem que haja uma comunicação compartilhada. Podem desenvolver defesas psicológicas para proteger sua sensibilidade em outras áreas da vida. Podem, de fato, ver-se a si mesmas somente em termos de seu talento extraordinário e fazer uso dele para conseguir amor, aprovação, afeição e confiança.

Independentemente da área particular em que brilhem, as crianças com talentos avançados dividem características intuitivas semelhantes. Essas crianças são:

- Extremamente sensíveis
- Autodefinidas ainda muito novas
- Avançadas em seus talentos e processos de raciocínio
- Maduras quanto ao conhecimento, mas emocionalmente confusas
- Imaginativas e rápidas na compreensão das coisas
- Cheias de curiosidade, especialmente em sua área
- Precoces no seu modo de falar e na extensão do seu vocabulário

Para se desenvolverem completamente, as crianças prodígios, como as outras, precisam estar em contato próximo com gente da sua idade, necessitam de reforço, disciplina e incentivo. Precisam da aceitação de seus talentos especiais, mas também de liberdade para falhar e ir adiante sem recriminações. Um ambiente em que se sintam cercadas de carinho e compreensão faz com que elas usem e desenvolvam seus talentos especiais de modo a realmente se sentirem equilibradas e amadas ao dividir seus dons especiais com a sociedade.

Crianças que Enfrentam Problemas Físicos, Mentais e Emocionais

Brian, aos 7 anos, estava morrendo vítima de um tumor cerebral; ainda assim, certo dia ele agradeceu ao médico por ele lhe ter dito que não precisava comer a sobremesa do jantar. Perplexo, o médico perguntou-lhe por quê. Brian sorriu e disse ao doutor que estava esperando pelo bolo surpresa que o doutor tinha guardado no consultório para ele.

Cega de nascença, Debby, aos 3 anos, sempre sabia quando seu pai estava para chegar do trabalho. Como era um caminhoneiro, ele não tinha um horário certo, mas, não importava a hora, ela sempre estava na porta da frente para recebê-lo quando ele chegava em casa.

Amy fala por sinais. Uma noite ela sonhou com seu irmão, James, que morreu num acidente de carro antes que ela nascesse. No sonho, James e Amy conversaram facilmente como se tivessem feito isso durante muitos anos.

Em certas culturas, as crianças que nascem com diferenças e limitações físicas são vistas como especiais porque dependem dos poderes divinos desde muito cedo. Em Samoa, os corcundas eram considerados portadores de poderes espirituais. Na Melanésia, as crianças que nasciam com um dedo a mais nas mãos ou nos pés eram consideradas como possuidoras de um grande talento mágico. Os cegos muitas vezes foram tratados como visionários que deviam sua sabedoria iluminada às suas ligações "invisíveis". Em algumas tribos africanas, as crianças com problemas físicos são respeitadas e consideradas do mesmo modo que o xamã.

As limitações físicas não diminuem ou limitam as aptidões intuitivas das crianças. As crianças com problemas físicos desde o nascimento não sofrem bloqueio do seu sexto sentido. Essa idéia é reforçada por testes parapsicológicos iniciais, feitos nos anos 1930, englobando aptidões intuitivas e crianças cegas. Testes para Telepatia feitos com crianças cegas e portadoras de visão normal mostraram resultados que variavam de acordo com a criança em particular e não com os limites de sua visão. Além disso, as crianças que eram cegas de nascença tinham uma pontuação igual ou melhor nos testes de intuição do que aquelas que antigamente enxergavam ou as que tinham visão normal.

Talvez as crianças com problemas físicos sejam mais sintonizadas com o uso de sua intuição que as ajuda a interagir em sua vivência. As crianças incapazes de contar com suas funções motoras ou com a visão, audição, fala ou outros sentidos físicos podem naturalmente contar mais com a Telepatia, a Clarividência ou com a leitura intuitiva para alcançar percepções, conhecimentos e a comunicação cotidiana.

As crianças cegas vão desenvolver acuradamente seus sentidos olfativos, táteis e auditivos, mas também vão contar com sua Clarividência e Mediunidade. Sua visão de situações e a intuição em relação às pessoas acabam por se tornar tão finamente apuradas quanto sua audição. Essas aptidões intuitivas especiais ajudam a garantir-lhes orientação e proteção. Sem a visão física para guiá-las em suas decisões, elas aprendem a depender de suas reações viscerais. Podem sentir o estado de espírito das pessoas antes de se aproximar delas. Podem vislumbrar seu ambiente com o uso de seus sentidos físicos.

As crianças surdas reagem mais rápida e efetivamente porque são altamente sensíveis ao movimento e à ação. São capazes de fazer a leitura das pessoas além de suas expressões físicas e, muitas vezes, intuem o que a pessoa tem a dizer antes que ela fale realmente. Como fazem a leitura dos lábios ou da linguagem corporal, as crianças surdas também percebem os sentimentos não ditos que as vozes traem. Muitas vezes sentem as pessoas ou o perigo se aproximando e intuem o estado de espírito dos outros. Elas usam seu sexto sentido para escutar profundamente aquilo que as pessoas têm a dizer além das palavras. Tem-se especulado se a comunicação telepática, se pudesse ser fisicamente demonstrada, seria semelhante à linguagem por sinais dos surdos.

As crianças presas a cadeiras de rodas, ao leito ou que enfrentam doenças terminais são também altamente sensíveis ao ambiente. Elas fazem a leitura do estado de espírito das pessoas sem que elas se movam ou falem. Freqüentemente, é também a criança prestes a morrer que sente e acalma os medos das pessoas em torno dela com a sabedoria e compaixão de sua alma. Sua natureza fortemente empática faz com que os outros compartilhem com ela seu mais profundo amor e grau de entendimento intuitivo.

As crianças com problemas físicos, incapazes de reagir fisicamente às situações, aprendem a confiar e contar com suas reações viscerais. Sentem intuitivamente o medo e outros sentimentos íntimos das pessoas que os ensinam e ajudam. Conseguem fazer a leitura da sinceridade das pessoas e reagem emocionalmente. Muitas vezes apóiam-se em suas aptidões intuitivas para comunicar-se com parentes ou enfermeiros que lhes dão assistência física. Se estiverem incapacitadas de se comunicar verbalmente, elas recorrem à comunicação telepática para se expressar. Irmãos ainda jovens muitas vezes fazem a intermediação e a tradução para os adultos quando estes não estão entendendo o que uma criança com problemas físicos está querendo expressar. As crianças que enfrentam esse tipo de desafio contam com seu sexto sentido para descobrir meios de executar suas tarefas diárias. Mesmo quando são incapazes de experimentar fisicamente o ambiente fora de casa, do hospital ou da clínica, suas visões e sonhos clarividentes permitem que elas visitem lugares em que já estiveram ou conheçam novos lugares e experiências. Embora incapazes de reagir fisicamente aos sentimentos e às ações imediatas das outras pessoas, ainda assim elas podem intuitivamente saber e experimentar esses sentimentos em níveis profundos dentro de si mesmas. Estudos recentes feitos com pessoas em coma descobriram que, embora aparentemente não possam reagir, elas respondem intuitivamente à voz, ao toque e à presença de outras pessoas.

As pessoas com problemas físicos enfrentam mais impedimentos corporais, frustrações emocionais e marginalização social que outras crianças num mundo fisicamente ativo. Suas aptidões intuitivas ajudam-nas não só a realizar seu potencial mas também a ganhar auto-estima apesar de suas limitações. Encontrar meios intuitivos para explorar e usar suas aptidões inatas as capacita a fazer mais e a desenvolver seus outros níveis, a ganhar auto-respeito, a apreciar sua beleza e a ficar mais entusiasmadas consigo mesmas e com o seu mundo. Integrar tanto o uso dos talentos intuitivos como o dos talentos físicos faz com que as crianças que enfrentam desafios físicos sintam-se menos dependentes e mais capazes de lidar com elas mesmas sem inibição.

Desde quando Joe ainda era um bebê, seu pai havia abusado fisicamente dele. Aos 2 anos, seus pais se separaram. Joe sabe quando o pai, um jornalista autônomo, vai chegar para visitá-los, não importa o horário. Horas antes da chegada inesperada do pai, Joe agarra-se em sua mãe. Se estiver dormindo, ele acorda antes que o pai desça do carro e abra a porta da casa.

Janice, longe de casa, na escola, começou a ter pesadelos e a gritar frases sobre a separação de seus pais dois anos antes de sua mãe descobrir que seu pai estava tendo um caso extraconjugal.

Pablo sabia as respostas para dois problemas complicados de matemática numa prova surpresa, embora estivesse indo muito mal na matéria. Quando lhe perguntaram, ele não conseguiu explicar como chegara às respostas.

O desafio que Eddie enfrenta é mental. Ele não consegue se alimentar sozinho facilmente e esquece como fazer uma simples tarefa, mesmo que tenha acabado de executá-la. Ainda assim, ele sempre sabe o que a mãe está pensando no exato instante em que ela está tendo aquele pensamento e também sabe quando o ônibus da escola vai se atrasar.

Na Europa medieval, julgava-se que as crianças que enfrentassem problemas emocionais ou mentais eram perversas. Elas eram consideradas bruxas possuidoras de segredos e talentos sobrenaturais. Hoje, essas crianças são muitas vezes estudantes com desempenho fraco, socialmente rejeitadas pelos colegas e consideradas menos capazes do que outras crianças de sua idade.

As crianças com disfunção mental orgânica de nascença ou em conseqüência de acidentes contam muitas vezes, como os bebês, com o fato de sentir as pessoas e usar a comunicação telepática para transmitir suas necessidades e desejos. Quanto mais as crianças com problemas mentais sérios parecerem pueris, mais elas tendem a contar com suas capacidades intuitivas inatas. Elas sentem o estado de espírito das pessoas e suas inseguranças sem pensar. Seu amor incondicional e forte senso de ligação espiritual torna-as capazes de abrir-se emocionalmente para os outros. Sua curiosidade inata sobre o mundo permite-lhes espontaneamente alcançar a percepção e o conhecimento em suas explorações. Com a inteligência verbal e mental limitada, essas crianças podem ainda transmitir suas necessidades, esperanças ou frustrações de maneira não-verbal. Muitas vezes elas reagem intensamente aos pensamentos ou sentimentos dos outros, sentem o perigo e podem distinguir o certo do errado em situações estranhas num grau primitivo de intuição. Elas podem também, como bebês, sentir agudamente a energia de uma sala e o amor mais profundo de pessoas quando muitos adultos não o fazem.

Essas crianças com aptidões mentais e verbais limitadas, embora possivelmente mais refinadas em sua sensibilidade intuitiva, são marginalizadas e rejeitadas pela sociedade. Colocadas em programas especiais em escolas direcionadas apenas ao aprendizado intelectual, elas são segregadas pelas outras crianças na hora do recreio. Elas não conseguem competir nas situações criadas em classe e, muitas vezes, têm dificuldades com métodos e instrumentos que não incorporam todas as suas aptidões. Com muita freqüência, as crianças com problemas mentais começam a duvidar de suas reações viscerais iniciais e procuram a aprovação e o conhecimento de outros que elas consideram como mentalmente poderosos. Elas procuram apoio e explicação por parte de pessoas que ignoram os caminhos intuitivos da expressão e recompensam apenas os métodos intelectuais de se relacionar com o mundo. Nesse tipo de ambiente, as crianças que enfrentam problemas mentais não têm amigos, nem apoio e pouco potencial.

Embora haja uma diferença enorme de desenvolvimento entre as crianças com problemas mentais graves e as outras, é interessante notar que os testes telepáticos com ambos os grupos apresentaram resultados semelhantes. Em muitos casos, a pontuação era igual. Confusas e frustradas por sua falta de aptidão verbal e acuidade mental, essas crianças são ensinadas a concentrar-se longe de seus talentos naturais telepáticos, mediúnicos e clarividentes que as ajudam no aprendizado e na comunicação. Negligenciadas por muito tempo pelo que não podem ser, as crianças com problemas mentais podem ser olhadas e admiradas pelos atributos e talentos que têm. Encorajá-las a usar seus talentos intuitivos pode criar a auto-estima, ajudá-las a descobrir novos modos de aprendizado e a se comunicar. Muitas dessas crianças são capazes de ultrapassar as expectativas limitadas que se colocam em relação a elas.

Contrariamente à crença popular, as crianças superdotadas intelectualmente muitas vezes apresentam problemas semelhantes. Muito admiradas na sociedade ocidental por seu brilho mental, elas podem também sofrer os efeitos da rejeição, da marginalização e da negligência emocional. Treinadas desde muito cedo a concentrar-se no pensamento racional e no potencial mental, elas rejeitam rapidamente seus talentos inatos e compensam isso apoiando-se somente em sua inteligência. Dependendo do seu cérebro e tendo afastado suas reações viscerais, elas começam a achar difícil tomar decisões sem pensar. Elas se tornam menos desenvolvidas psicológica e emocionalmente. Lutando pelo brilho intelectual, muitas vezes elas bloqueiam suas impressões intuitivas mais profundas que afloram sem um pensamento racional. Eles sofrem socialmente por seu desequilíbrio, incapazes de sentir coisas que as outras crianças entendem, menos capazes de participar emocionalmente sem uma justificativa mental, incapazes de experimentar a maravilha de viver sem explicações mentais. As crianças que desenvolveram seu intelecto podem ser recompensadas em classe por terem sido capazes de resolver a equação matemática mais complicada ou escrever a dissertação de história mais detalhada, mas podem ser incapazes de se relacionar com outros ou usar o senso comum em situações corriqueiras. Encorajadas a reconhecer seu intelecto, mas também com a permissão de valorizar sua aptidão inata para sentir e fazer a leitura das pessoas, explorar sonhos e comunicar-se sem pensar, elas serão capazes de ampliar seu aprendizado mental e levar uma vida mais integrada fora da sala de aula.

As crianças que enfrentam desafios emocionais com nenhuma disfunção orgânica testada criam seus próprios problemas. Muitas vezes, reativas a outras, elas sentem coisas tão profundamente que não podem expressá-las. Emocionalmente desequilibradas, elas passam momentos difíceis não suportando os problemas dos outros e o mundo à sua volta. Elas podem ser muito inteligentes, mas tão dilaceradas, perturbadas ou agitadas que são postas em classes para deficientes. Algumas são incapazes de fazer suas lições de casa, são muitas vezes retraídas e ociosas, ou perturbam a classe durante as aulas. Atormentadas por suas emoções, elas podem ser muito inibidas ou confusas para explorar qualquer de seus outros talentos.

Crianças altamente sensitivas ou mediúnicas têm dificuldade emocional para reagir com clareza a seu ambiente ou situações que se apresentam socialmente. Elas lutam para afastar-se dos sentimentos dos outros e de seus próprios desejos. Podem se tornar ofensivas, ressentidas, raivosas, assustadiças, medrosas, ansiosas ou deprimidas. Externamente podem parecer semelhantes a crianças com problemas fisiológicos ou bioquímicos em seu modo de agir, mas interiormente são muito diferentes. Sem histórico médico de desequilíbrio emocional, seu estado de espírito e suas emoções podem variar rapidamente por inúmeras razões.

Renée tinha 3 anos de idade. Freqüentemente agitada, ela parecia ter muita dificuldade na socialização com outras crianças. Sua mãe levou-a a uma psicóloga para fazer uma avaliação. Os testes médicos revelaram que ela não tinha nenhuma disfunção médica ou psicológica. A psicóloga trabalhava com ela o que parecia ser a causa óbvia para o seu desconforto emocional: o divórcio dos pais. Alguns dias ela parecia bem, em outros ela ficava enraivecida. As deduções mentais eram óbvias. Seu mundo exterior tinha mudado e ela estava tendo dificuldade para se reajustar à alteração do ambiente familiar à sua volta. Um dia, então, no consultório da psicóloga, aconteceu alguma coisa muito diferente.

No começo da sessão, Renée estava excessivamente hostil e agressiva. Ela não queria participar de nenhuma conversa ou atividade. Estava inflexível em sua disposição de não cooperar, gritando com qualquer um que se aproximasse. Sua mãe não conseguia localizar nenhum incidente naquele dia que pudesse ter causado esse tipo de comportamento.

No final dessa sessão mais do que frustrante, uma estranha, uma pessoa que ocupava o consultório ao lado, entrou na sala. Renée mostrou-se hostil e enraivecida com ela também. A mulher, com um gesto, convidou Renée para conhecer seu consultório, sabendo que a mãe dela precisava conversar com a psicóloga. Sem hesitação, e de um modo que fugia totalmente aos seus hábitos, Renée caminhou para a porta do outro consultório descuidadamente. Tão logo entrou lá, seu comportamento mudou. Sem qualquer discussão, ela se tornou agradável, ficou à vonta-

de e feliz, examinando livremente tudo o que havia no consultório, sem medo nem hostilidade. Quando sua mãe entrou ali, Renée hesitou e em seguida anunciou que não queria ir embora. Ela disse para a mulher: "Gosto da sua casa."

Tentando encontrar um sentido para a enorme diferença no comportamento da criança, a psicóloga percebeu mais tarde que o paciente que estivera em seu consultório antes de Renée estava muito alterado emocionalmente, furioso por causa de uma transação comercial que não dera certo. Renée tinha entrado no consultório depois da sessão dele e tinha imediatamente começado a agir de uma maneira incontrolável.

Renée era uma garotinha cheia de suas próprias emoções reprimidas? Ela reagiu intuitivamente à energia do consultório? Ou sua reação intuitiva simplesmente somou-se à sua condição emocional? Quando Renée foi afastada do ambiente físico, seu estado emocional estabilizou-se.

Essas crianças intuitivamente sensíveis muitas vezes reagem espontaneamente de maneira excessiva. Elas são, muitas vezes, classificadas como crianças com baixo rendimento escolar ou crianças perturbadas, o que as faz se sentirem desvalorizadas: são castigadas, envergonhadas, ridicularizadas ou isoladas pelo comportamento que não conseguem controlar. As crianças extraordinariamente intuitivas, colocadas numa sala de aula repleta de energias e emoções de outras crianças, vão reagir: elas podem ser incapazes de ficar sentadas durante muito tempo; tornar-se incomumente tímidas e retraídas; podem não conseguir se concentrar em suas lições ou ficarem perturbadas quando lhes dão uma orientação a ser seguida; podem ser melancólicas ou emotivas. Essas crianças muitas vezes são descritas como boas crianças que estão sempre com problemas. Elas reagem sem malícia ou premeditação. Essas crianças intuitivas que têm um comportamento com rompantes contra si mesmas e contra os outros são invariavelmente encaixadas na mesma categoria das crianças que realmente têm graves problemas emocionais ou deficiências psicológicas e são tratadas da mesma maneira.

Incrivelmente empáticas por natureza, muitas crianças emocionalmente intuitivas sentem inconscientemente e reagem aos sentimentos subjacentes dos outros membros da família. Elas podem sentir as necessidades ou os desejos de um dos pais ou de um irmão, mas são incapazes de ajudar. Elas sabem quando alguém não acredita nelas ou tem medo de lidar com elas. Isso faz as crianças se ressentirem, como se fossem um fiasco, e se desiludirem consigo mesmas. Elas podem reagir à rejeição dos colegas, mas ao mesmo tempo são muito sensíveis para expressar verbalmente suas emoções. Já que as crianças não entendem os motivos para seus sentimentos extremados ou como trabalhar com eles, estes se acumulam, fazendo com que as crianças se tornem cada vez mais emocionalmente hiper-reativas. Durante as situações de crises familiares — quando os pais depois de muitas brigas se separam, ou um deles está bebendo demais ou consumindo drogas, um membro da família morre ou está doente, ou há agressão física ou emocional na família —, essas crianças reagem mais profundamente e muitas vezes mais ostensivamente que os outros. Elas não só sentem suas próprias reações, mas, também, sentem intuitivamente as das outras pessoas envolvidas.

Com medo de falar sobre suas estranhas percepções aos adultos que já estão alterados, confusos ou inseguros, desde cedo a criança intuitiva aprende empaticamente a não confiar em suas impressões iniciais e a ignorá-las. Quando não há a liberação dessas emoções e elas ficam represadas, surge o medo e a culpa. Essas crianças que enfrentam desafios emocionais tentam, muitas vezes, recuperar seu equilíbrio natural de energia afastando-se das situações e mantendo seus sentimentos com elas mesmas. Elas podem procurar reforço por meio de pessoas que não estejam envolvidas na situação emocional. Podem lutar para se tornar super-realizadoras, esperando agradar os adultos e compensá-los por seus sentimentos de inadequação, ou tornam-se manipuladoras a fim de ganhar poder e evitar seus medos.

As crianças intuitivamente sensíveis sabem quando lhe dizem a verdade, não importa até que ponto ela seja ruim. Como todas as crianças, elas aprendem a se adaptar e a lidar com situações físicas. O que elas não sabem como fazer é aceitar as emoções, ações ou pensamentos confusos das pessoas que amam. Um comportamento incerto alimenta suas próprias reações emocionais incertas a situações com que não estão familiarizadas. Sem compreender suas reações intuitivas, elas podem ficar confusas e desconfiadas dos próprios sentimentos. Elas podem agir contra quem criou essa perturbação ou tornar-se bodes expiatórios em situações familiares emocionalmente desgastantes. Podem parar de se comunicar completamente, não confiando em ninguém — nem nelas mesmas.

Os adultos que acreditam em suas reações intuitivas a pessoas e situações podem ajudar as crianças sensíveis a começarem a compreender até onde vão seus limites emocionais com as pessoas. Conhecê-las intuitivamente e comunicar seus sentimentos claramente sem forçá-las a se tornarem adultos emocionalmente responsáveis é um grande avanço no sentido de liberar parte da carga emocional que elas carregam. A comunicação honesta vai ajudá-las a separar os sentimentos delas dos seus. Sinta qual é o estado de espírito das crianças antes de se decidir a falar com elas. Confie em suas reações para saber quando elas estarão emocionalmente prontas para conversar. Mesmo que elas não reajam fortemente às suas palavras, não pense que elas não estão escutando você. Como ouvem intensamente num nível intuitivo, elas podem estar sobrecarregadas de emoção naquele momento. Elas responderão mais tarde, demonstrando com seu comportamento que entenderam cada palavra do que você disse.

A incorporação da comunicação visual feita por meio de desenhos ou ao contar histórias pode ajudar as crianças pequenas com uma carga muito pesada de emoções a explicar o que estão sentindo. As impressões emocionais simples podem ser um começo para auxiliá-las a descreverem seus sentimentos sem medo. Em vez de sentar-se com elas com a finalidade específica de ter uma conversa para confrontá-las, fale com as crianças quando você e elas estiverem relaxados e capazes de falar sobre medos, raiva, esperanças e sentimentos sem qualquer espécie de crítica. Deixe que as crianças que estiverem perturbadas liberem as emoções que talvez não sejam capazes de expressar verbalmente, chorando, correndo ou simplesmente ficando com você.

A coisa mais importante de que as crianças emocionalmente intuitivas precisam é confiança. Não importa o quanto elas possam estar tensas, sobrecarregadas ou perturbadas, se elas sentirem um coração generoso, uma mente aberta, um toque bondoso, elas ficarão dispostas a compartilhar seus sentimentos íntimos. Um coração aberto é mais importante para elas do que todas as racionalizações do mundo para seu comportamento. Sentimentos honestos vão capacitá-las a encontrar o equilíbrio em seu ambiente mais próximo para ajudá-las a distinguir em meio à sua confusão. Sem o temor de recriminações, as crianças muito sensíveis conseguem usar suas aptidões intuitivas para abrir as portas para recuperar sentimentos e pontos que tinham se fechado defensivamente dentro delas, mas que não estavam realmente trancados.

Não há soluções fáceis para nenhum desses problemas. Todas as crianças são uma mistura de seus componentes intuitivos, mentais e emocionais. Mantenha as coisas num grau de simplicidade. As crianças reagem às coisas num nível básico. O aconselhamento psicológico e físico como também o apoio emocional podem ajudar. Aprender a entender e confiar em suas próprias percepções intuitivas permite que elas se valorizem e comecem a confiar no que sabem e sentem sem arrependimento, recriminações ou mal-entendidos.

Quer as crianças tenham dificuldades emocionais, sejam superdotadas intelectualmente ou enfrentem problemas físicos ou mentais, elas podem usar seus talentos intuitivos para se ajudar em vez de usá-los como obstáculos sociais, mentais ou emocionais a uma ligação melhor com a humanidade.

As Perguntas mais Freqüentes e suas Respostas

Todas as crianças são intuitivamente talentosas?

Todas as crianças têm aptidões intuitivas, mas nem todas são intuitivamente talentosas. Como com qualquer outro talento, o grau do talento intuitivo depende do potencial individual, do desejo de desenvolvê-lo e da prática. Todas as crianças com uma grande reserva de talentos intuitivos devem ter a oportunidade de explorá-los na sua própria medida.

Como podem as crianças intuitivamente talentosas usar seus dons exclusivos no mundo físico?

Estando abertas para seus talentos, elas começarão a encontrar meios pelos quais eles possam ser benéficos para elas e para os que estiverem ao seu redor. A sensibilidade e a empatia vão ajudá-las a entender seu ambiente e ligá-las aos sentimentos das outras pessoas. A capacidade de leitura sensorial e intuitiva vai ajudá-las a escolher pessoas e oportunidades que possam ser benéficas e proveitosas para seu aprendizado e sua participação. A criatividade vai conduzi-las para as inovações e para o progresso e vai incentivar outras pessoas. Seus sonhos e visualizações vão lhes dar percepções para a solução de problemas e para o raciocínio criativo. O senso que elas têm das ligações espirituais universais vai capacitá-las a sentir e a compartilhar com os outros em níveis mais profundos e significativos, além dos limites físicos.

A maioria das crianças intuitivamente talentosas é colocada em programas de aprendizagem para deficientes mentais? Todas as crianças que são postas em programas para deficientes mentais são intuitivamente talentosas?

Tão diversas quanto são as crianças, do mesmo modo o são seus problemas. Muitas crianças em programas de aprendizagem para deficientes têm problemas que são mais ligados à parte física ou emocional do que relacionados com a intuição. Algumas crianças têm tanto problemas físicos de aprendizado quanto problemas relacionados com a intuição. Há outras, entretanto, cujos problemas associados à intuição são erroneamente atribuídos a outras causas. E há, ainda, as crianças intuitivamente talentosas que, embora não estejam em classes especiais, podem render pouco ou render acima da média na escola, e que sofrem psicológica ou emocionalmente por causa de seus talentos especiais. Não é fácil fazer essas classificações. Em vez de colocar todas as crianças que têm dificuldade de aprendizado em programas para deficientes, seria mais útil incluir alternativas nas classes regulares, como a prática de exercícios direcionados para as necessidades e problemas específicos de crianças intuitivamente talentosas.

De onde as crianças prodígios tiram a abundância de talento que demonstram em tão tenra idade?

As crianças prodígios trazem para a vida suas aptidões altamente desenvolvidas com elas, como parte de sua alma e do seu ser não-físico. Muitas vezes, julga-se que esses talentos especiais e bem desenvolvidos tenham progredido para um grau de maturidade em vidas anteriores. Talentos como esses não são acidentais, e as crianças que os possuem têm necessidade de cultivá-los e de encontrar meios para aliviar os problemas relacionados com eles.

O que você pode fazer por crianças que não demonstrem interesse por atividades criativas?

A criatividade não se aplica necessariamente apenas às artes — literatura, interpretação, canto, dança e pintura —, as crianças podem ser criativamente talentosas de muitas outras maneiras. Elas podem ser criativas no modo de pensar, na arrumação de seu quarto, no uso de aparelhos, em lidar com as pessoas ou em interações sociais. A criatividade das crianças precisa ser reforçada e alimentada para que elas possam se sentir bem com relação aos seus talentos naturais sem ter medo de críticas ou de rejeição. Se forem segregadas ou forçadas a se restringir a uma área exclusiva, as crianças podem se tornar reticentes, relutantes em experimentar ou desenvolver suas aptidões criativas. Disponha-se a conhecer as muitas maneiras de expressar a criatividade.

As crianças que enfrentam problemas emocionais são sempre intuitivamente talentosas?

Nem todas as crianças que têm problemas emocionais são intuitivamente talentosas. Essas crianças que são intuitivamente talentosas e sofrem de problemas emocionais têm a tendência de ser mais reativas, retraídas ou sensíveis ao estímulo externo do que a maioria das crianças.

As crianças que têm problemas físicos têm um sexto sentido mais desenvolvido do que as outras?

As crianças com problemas físicos tendem a praticar e usar seus talentos não-físicos mais do que outras crianças. Há crianças sem esse tipo de deficiência que também usam e praticam suas aptidões intuitivas naturais. Todas as crianças, independentemente de suas limitações físicas, têm seus próprios talentos intuitivos à disposição para desenvolver, desfrutar e usar para tornar sua própria vida mais completa.

As crianças emocionalmente instáveis devem ser levadas a terapeutas ou profissionais de saúde, ou a conselheiros espirituais intuitivos?

É importante lembrar que todas as crianças têm problemas diferentes e levar em consideração todas as opções e possibilidades quando estiver procurando por cuidados e ajuda. Antes de consultar um conselheiro espiritual, entretanto, é uma boa idéia visitar um médico ou psicólogo para eliminar a possibilidade de existência de quaisquer outras causas físicas ou psicológicas. A consulta a um terapeuta credenciado ou a um profissional da área da saúde não descarta a ajuda de um intuitivo profissional ou de um conselheiro espiritual. Cada um deles, na verdade, pode complementar o outro, assim como o corpo complementa a alma. Um pode ser capaz de fornecer dados e ajuda ao corpo físico, enquanto o outro dá a conhecer percepções e atinge a alma. Ao pesquisar tratamentos para uma criança, devem ser considerados todos os níveis, para que a criança alcance um equilíbrio saudável e contínuo.

6

No Século XXI

Armas e Flores

As crianças no mundo moderno estão sitiadas. Elas temem pelo deterioramento ambiental. Elas vivem em famílias reduzidas ou com pais separados ou padrastos ou em lares adotivos. Navegam pela Internet, interagem por intermédio de videogames, comem alimentos sem valor nutritivo e prejudiciais à saúde e temem por sua segurança física na escola. Mais do que nunca, as crianças freqüentam classes para deficientes, sofrem agressões físicas, tratam-se com psicoterapeutas ou psiquiatras e tomam medicação controlada. O que o futuro tem a oferecer para elas? Como elas vão se arranjar para lutar e vencer?

Recentemente, um grupo de adolescentes de classe média intuitivamente talentosos se reuniu para conversar sobre seus medos e suas esperanças. A maioria, mas não todos, vinha de casas de pais separados ou da convivência com padrastos. Eles falavam abertamente sobre o conhecimento intuitivo que tinham dos problemas pessoais dos pais e mesmo das preocupações dos pais com eles. Sentiam que os pais precisavam trabalhar os problemas deles, não conseguiam se comunicar com eles e nem tentavam. Eles se sentiam incomodados porque os pais "trabalhavam demais" e "não pareciam felizes ou juntos". Falavam como eram capazes de fazer a leitura dos professores e saber quando podiam deixar de se concentrar num trabalho da escola e quando precisavam prestar atenção na aula. Eles sabiam quando os adultos e amigos estavam de mau humor e até que ponto podiam pressioná-los emocionalmente.

Depois de falar sobre questões pessoais, eles começaram a conversar sobre o que estava acontecendo nos Estados Unidos, sobre as crianças matando outras crianças nas escolas:

> *"Acho que as crianças matam outras crianças porque se sentem isoladas e infelizes."*
>
> *"As crianças podem ser más de verdade."*
>
> *"Elas não se sentem fazendo parte de nada."*
>
> *"Sim, as crianças conseguem ser muito cruéis umas com as outras."*
>
> *"É difícil se adaptar."*
>
> *"As crianças acham que já sabem muito, mas elas ainda são crianças."*
>
> *"Elas acumularam toda essa raiva."*
>
> *"Sim, mas quem iria querer matar alguém?"*
>
> *"Especialmente gente que você conhece?"*
>
> *"Não sei. Acho que elas se sentem marginalizadas."*
>
> *"Provavelmente elas têm muito ódio dentro de si. Com relação à vida delas em geral."*
>
> *"As crianças juntam-se em grupos e não se preocupam com ninguém mais. Então, fica tarde demais."*
>
> *"Conheço crianças que provavelmente fariam isso."*
>
> *"Eu, não."*
>
> *"As crianças estão confusas. Tantas crianças estão confusas."*
>
> *"Os pais delas deveriam conversar mais com os filhos."*
>
> *"Claro, deveriam passar mais tempo com eles. Envolver-se com a vida deles."*
>
> *"Mas não demais!"*
>
> *"É difícil resolver uma coisa desse tipo com apenas uma resposta e imediatamente."*
>
> *"É um problema maior."*

"Acho que as crianças não confiam suficientemente em si mesmas. Naquilo que estão sentindo."

"Elas devem confiar em sua intuição. Ouvir a si mesmas mais vezes."

"Precisam saber sair de uma situação ruim."

"Devem saber em que confiar."

"Sim, se elas ouvissem sua intuição parapsíquica, elas entenderiam mais."

"Certamente não matariam outras crianças."

"Não conseguiriam, mesmo que estivessem suficientemente bravas."

"Mesmo que pensassem nisso."

"Sim. Elas não conseguiriam ser violentas e machucar alguém."

"Ou a si mesmas. Não iriam acabar com si mesmas."

"Se as crianças ouvissem seus sentimentos parapsíquicos elas conseguiriam ler as outras pessoas."

"Saberiam o que a outra pessoa estava sentindo naquele exato momento."

"Sentiriam o medo delas e não seriam capazes de fazer aquilo."

"Sentiriam que as outras pessoas estavam tão confusas quanto elas próprias."

"Claro. É como se sentisse o que a outra pessoa está sentindo na mesma hora em que você está se sentindo mal com ela ou triste ou alguma coisa assim."

"Elas sentiriam a dor das outras crianças e não apenas a própria dor delas."

"Você não consegue matar alguém que você sente."

"Não sei. De qualquer modo elas não viveriam alegremente, mas não se matariam umas às outras."

A sociedade atual consegue clonar um filhote de ovelha, criar bebês em provetas e salvar braços, pernas e corações de crianças usando a tecnologia médica, mas não entendem as crianças propriamente ditas. Os tempos são outros. As crianças são diferentes em suas atitudes e problemas. O mundo moderno que fez avanços imensos nas áreas tecnológicas e psicológicas ainda tem que chegar a um acordo com o potencial espiritual de seus jovens. Um mundo em que todos estamos interligados por fios e códigos digitais tem ainda de travar uma luta com os códigos invisíveis e inatos de suas crianças. Elas são bombardeadas com decisões, metas, recompensas, problemas e estímulos que as forçam a se tornar mais do que crianças, isso num mundo que faz muito pouco para reforçar ou apoiar o natural equilíbrio interior delas. Educadores e pais que foram treinados a negar seus próprios talentos intuitivos — mas que apesar de tudo os usam inconscientemente — ignoram a necessidade de explorar as muitas possibilidades desses talentos nas crianças. Em conseqüência, todos sofrem. As soluções para capacitar as crianças para alcançar seu potencial completo tornaram-se limitadas. Deixar que as crianças conheçam e apreciem seu valor interior pode não resolver todos os problemas mundiais que enfrentam mas vai ajudar a equipá-los para achar soluções criativas que talvez de outro modo eles não saberiam ser possíveis.

As crianças intuitivamente talentosas surgem em todas as nacionalidades, tipos e tamanhos. Não parecem diferentes das outras crianças. Têm os mesmos sonhos, esperanças e aspirações. Ensinar-lhes a acreditar que só existem explicações físicas na vida, limita não só seu autodesenvolvimento mas o desenvolvimento das sociedades em que elas vivem. Já foi dito que as crianças detêm as vozes do futuro, mas quem as está ouvindo?

Durante a Segunda Guerra Mundial, muitas crianças européias — em abrigos antiaéreos ou em suas próprias casas — previam os bombardeios, davam voz a seus medos antes de as bombas caírem. Suas percepções intuitivas e preocupações não eram levadas em consideração. De fato, as crianças eram vistas e tratadas como histéricas, indisciplinadas e prejudiciais para o moral dos outros à sua volta. Naquele tempo, pouco se falou sobre esses incidentes. Foi apenas muitos anos depois que as pessoas começaram a dar valor e estabelecer ligações entre "as coincidências interessantes" dos sentimentos intuitivos das crianças e as explosões que logo se seguiam.

As crianças ocidentais podem até viver num mundo direcionado muito racionalmente, mas suas férias e hábitos infantis ainda dão margem ao sobrenatural, não obstante uma deformação comercial moderna. O Dia das Bruxas ou o Saimhain, uma data para comungar com o mundo dos espíritos, é largamente celebrado; as crianças se vestem como fantasmas, duendes, bruxas e outros seres sobrenaturais, visitam casas assombradas, ouvem histórias de fantasmas. O Papai Noel, um amigo mítico, e sua rena observam as crianças o ano inteiro para ver se elas se comportaram bem e entregam os presentes na véspera de Natal enquanto todos estão dormindo. O coelhinho da Páscoa esconde ovos coloridos e traz doces e brincadeiras. Um espírito lendário chamado Fada do Dente visita os quartos de crianças pequenas à noite para lhes consolar secretamente pela perda do primeiro dente deixando uma surpresa debaixo do travesseiro. Em todas as culturas e ao longo da história, as crianças comemoram o sobrenatural de modo positivo.

As crianças com sexto sentido retratadas em filmes, na televisão, em livros e revistas estão em desacordo com a natureza e a sociedade. Menininhos vêem pessoas mortas e sofrem com isso. Meninas desencadeiam incêndios. Meninos destroem outras crianças e assustam os adultos com suas habilidades incomuns. As crianças veneram lugares não santificados, comunicam-se com criaturas do além-túmulo e mudam de aparência para se tornar pequenos demônios perversos ou bruxas.

A maioria das crianças com talentos intuitivos excepcionais não tem o desejo de se tornar bruxas ou demônios ou mesmo videntes profissionais ou médiuns. Permanecer em contato com esses talentos profundamente arraigados pode ajudar essas crianças a crescer para ser um médico intuitivo ou um professor sensível, um pai ou uma mãe carinhosos, um jardineiro com uma mão incrível para plantas. Talvez fosse necessário haver fóruns públicos em que as famílias e as crianças pudessem discutir abertamente seus talentos intuitivos e explorar seus problemas.

Embora os governos tenham o conhecimento da existência de aptidões parapsíquicas, seus programas para examinar esses talentos foi direcionado para seu emprego em questões militares e de segurança. Os soviéticos também estudaram o uso da fotografia Kirlian (um processo em que o campo elétrico de alta freqüência é aplicado a um objeto de modo que o padrão de luminescência característico do objeto — sua aura — possa ser captado em filme) nos atletas olímpicos em treinamento; as imagens eram usadas para indicar os grupos de músculos que precisavam de mais condicionamento. Parapsicólogos e cientistas esporadicamente estudam os talentos parapsíquicos nas crianças, mas seus testes são primitivos e não têm meios de quantificar verdadeiramente os resultados. As baterias de testes fornecidas às crianças em laboratórios científicos concentram-se em apenas dois dos oito tipos de aptidões intuitivas que as crianças possuem: a Telepatia e a Clarividência; crianças que são extremamente talentosas em outros tipos de aptidões parapsíquicas têm seus talentos ignorados. Os testes repetitivos limitam drasticamente os resultados para as crianças altamente intuitivas, as quais são incomumente criativas, conceituais em vez de mecânicas e espontâneas. Essas crianças, colocadas em cenários austeros, ficam logo aborrecidas, cansadas ou bloqueadas mentalmente, e isso interrompe o fluxo natural de suas impressões intuitivas. Realizar os testes em ambientes descontraídos vai ajudar a liberar todo o potencial dos talentos das crianças.

Um outro problema com os testes atuais é a separação artificial dos talentos. Crianças intuitivamente talentosas não compreendem as limitações de cada talento individual porque elas se utilizam de todas as suas habilidades com fluidez, não separando uma das outras. Assim, testar essas crianças com relação a um talento isolado num laboratório esterilizado, seria como testar bailarinos em um só passo de dança, atletas para uma só etapa da corrida, cantores para uma nota só, matemáticos para apenas uma operação. As crianças altamente talentosas e sensitivas sentem-se inibidas pelas grandes expectativas que sentem por parte dos cientistas. Empáticas e querendo agradar, elas perdem o seu enfoque natural e descontraído que permite que suas aptidões intuitivas fluam.

Os Próximos Mil Anos

Somos uma comunidade global que ultrapassa a Internet.
Somos uma comunidade universal ligada por nossas almas.

Qual será a aparência do mundo daqui a mil anos? Talvez estejamos vivendo na Lua ou em outras galáxias. A expectativa de vida pode passar dos duzentos anos. Os carros poderão voar de verdade. A comida pode ter se reduzido a pílulas nutritivas, as casas serão abrigos virtuais que podem ser carregados por seus moradores para qualquer lugar. As doenças podem ter deixado de existir e novas formas de energia podem abastecer o mundo. O mundo do futuro pode ser tão diferente daquele que conhecemos fisicamente que nós só podemos sonhar com as possibilidades.

Uma coisa acima de todas as outras permanecerá constante — a coexistência de corpos e almas. Os corpos nascerão e morrerão e as almas viverão. Não importa o quanto nosso planeta avance fisicamente ou se torne uma sociedade intergaláctica, o sexto sentido das crianças não deixará de existir. Servindo como lembretes vivos, elas nos mostram que estamos ligados eterna e concretamente com alguma coisa maior que a nossa vida física, muito além de nossas realizações materiais. Cada bebê que chega em alguma sociedade ou cultura continua a enriquecer espiritualmente a qualidade da nossa vida. Os bebês são ecos vivos da nossa alma, o legado espiritual num mundo de desgaste e confusão que renova o milagre, a comunhão, o amor, a harmonia e a beleza. Esse eco indelével é ouvido e sentido no coração risonho e amoroso de cada criança cotidianamente.

A presença de crianças na vida de alguém exige mudanças espantosas, a adoção de horários, cuidados, suporte financeiro, objetivos de longo prazo e alteração do estilo de vida. Os ajustamentos emocionais diários para criar uma criança nos transforma: nós nos tornamos mais responsáveis, receptivos, atentos e bons. Realizam-se mudanças invisíveis em nós também: a intuição é intensificada, experimenta-se a comunicação telepática, pratica-se o amor incondicional. As crianças restituem a vida aos doentes, a esperança para o que está sofrendo e a juventude para os mais velhos em suas interações sem palavras com eles.

As crianças servem como lembretes propícios para os adultos de que eles, também, têm a riqueza dos talentos intuitivos. Na companhia das crianças, os adultos ficam livres para deixar cair suas defesas e recuperar seu equilíbrio interior. As crianças nos ajudam a voltar aos sentimentos fundamentais da alma. A ausência de censura conserva o antídoto mágico do amor espiritual quando tudo o mais falha. Elas se aninham em nosso colo quando não deixamos ninguém se aproximar de nós, sentam-se ao nosso lado sem explicação, pegam nossas mãos para nos sentir e entram no nosso coração para nos curar. Elas nos lembram de que sempre podemos ser amados, que merecemos ser acariciados e que somos capazes de afeição. O doce, gentil e incondicional carinho das crianças nos ajuda a nos recuperar de problemas, esgotamentos físicos, medos e frustrações. Essa cura gentil vai além dos estímulos da pele. Ela nos faz voltar ao cerne do nosso ser espiritual.

Como Conservar a Criança Intuitiva ao Tornar-se Adulto

"Você sabe, eu tinha talentos mediúnicos quando era criança."

"Ainda me lembro do nome do meu amigo imaginário. Mas não sei mais como falar com ele."

"Sempre achei que tivesse morado na França em outra época. Não sei por quê. Quando eu era criança sonhava que estava morando lá embora eu ainda nem soubesse onde ela ficava no mapa."

"Não gosto daquelas borboletas que aparecem no meu estômago quando alguma coisa ruim está para acontecer."

"Acabei de sentir alguma coisa em relação a isso. Não consigo explicar isso."

"Todos os meus amigos me procuram pedindo conselhos. Não sei de onde surgem, mas normalmente são corretos."

"Essa coisa me assusta. Especialmente quando estou certa!"

Você não precisa ter, ou viver com, ou estar rodeado de crianças para ser intuitivo. Todos os adultos foram intuitivos quando crianças. Muitos adultos foram crianças intuitivamente talentosas. Eles ainda se lembram de prever acontecimentos que acabaram por se concretizar; de fazer perfeitamente a leitura das pessoas; de dar o que se provava mais tarde como um bom conselho; de curar animais de estimação; de falar com espíritos, parentes falecidos e amigos imaginários; e de ter sonhos que se tornavam realidade. Sempre que os adultos contam histórias sobre experiências intuitivas infantis, um sorriso invariavelmente aparece no rosto deles. Eles ficam entusiasmados. E então o momento passa e eles voltam a ser novamente adultos sérios e "responsáveis". Eles aprenderam suas lições físicas muito bem.

Como os mais novos membros da tribo humana, as crianças entram sintonizadas espiritualmente no mundo físico. Elas usam seu equilíbrio natural para agir; para sentir a beleza, a sabedoria, o amor; e para apreciar o sentido mais profundo das coisas. Elas contam com sua intuição para auxiliá-las a explorar o mundo de modo interessante.

À medida que as crianças continuam a se desenvolver fisicamente, elas entram em sintonia com seu ambiente físico e com a rotina. Acordam e vão dormir de acordo com horários estabelecidos. Têm hora marcada para comer. Elas se concentram nas demandas e nos objetivos daqueles que se direcionaram materialmente antes delas. Elas se apóiam em seus pensamentos. As crianças programam seu comportamento para se adaptar às atividades do dia-a-dia e para lidar com elas. Elas moldam seus sentimentos em busca da aprovação social. Não têm tempo para pensar sobre o que está acontecendo. Elas se concentram naquilo que acham que querem ou de que precisam. Têm lugares a que precisam ir, prazos para cumprir e pessoas que precisam delas. Tentam ser responsáveis, trabalhar firme e, finalmente, tornar-se adultos responsáveis e formar uma família, ter boas casas, dirigir carros de luxo e mandar os filhos para escolas caras.

Todavia, há momentos em sua vida adulta em que surgem sentimentos que não se encaixam naquilo que vinham pensando. Experiências que não são "normais" não desaparecem. Algumas vezes, do nada as pessoas fazem uma previsão e ela se concretiza. Às vezes um sonho extremamente real as tira do sono. Mexe com elas quando descobrem que sabem o que os outros estão pensando e que alguém pode conhecê-las mais profundamente do que elas conhecem a si mesmas.

Não importa quantos anos uma pessoa viva neste mundo ou quanto neguem seus talentos mais profundos, suas aptidões intuitivas permanecem. As defesas psicológicas mais fortes não podem negar o forte elo entre o corpo e a alma, uma ligação que permanece a vida inteira. Essa união é sentida muitas vezes como um simples momento de assombro, um momento de percepção, um encontro com a beleza. O sentimento que surge em todos os adultos é exatamente o mesmo que experimentavam quando eram crianças. Sua comunhão mais profunda é como um sonho esperando para ser novamente reconhecido. Entrar em contato com essa união e lembrar-se dela pode ocorrer a qualquer momento do dia e da vida de uma pessoa, quer ela esteja com 3, 23 ou 83 anos. O potencial para o equilíbrio entre o corpo e a alma está disponível dentro de cada adulto, independentemente de suas defesas psicológicas. Esses profundos sentimentos interiores não desaparecem e apenas aumentam com a consciência.

É fácil voltar a esse núcleo interior sem restringir seu conhecimento físico ou sua maturidade. Confie em sua Resposta do Sentimento ao tomar decisões ou em suas experiências diárias. Preste atenção nos seus sonhos. Dê ouvidos às percepções que surgem inesperadamente na sua mente sem previsão ou análise. Tente fazer a leitura e sentir o que as pessoas à sua volta estão sentindo, inclusive as crianças e os animais de estimação. Deixe que seu ser toque e seja tocado enquanto você o sente. Permita que os pensamentos atravessem a sua mente sem censura.

Estar consciente da intuição pode ser estimulante e abrir novos horizontes para os adultos e chegar a sentimentos naturais e confortantes. Redescobrir os talentos intuitivos é um acréscimo ao seu potencial e ao seu desenvolvimento. Compreenda um pouco melhor o seu companheiro, sócio, adversário, chefe, amante em potencial. Ouça as impressões que surgirem na sua mente sobre objetivos e mudanças no trabalho e na vida. Encontre significado nos momentos que levam a novas experiências. A intuição não é uma pílula mágica, mas uma volta natural ao ser. Torne-se uma criança no melhor sentido, apreciando o mundo físico do seu corpo e toda a sua riqueza e o mundo da sua alma com seu valor e profundidade incalculáveis.

As Perguntas mais Freqüentes e suas Respostas

O que as escolas e outras instituições públicas fazem pelas crianças intuitivas?

A escola é o lugar em que as crianças desenvolvem mais extensamente seus talentos mentais, emocionais, criativos, atléticos e sociais. Pode também estimular os talentos intuitivos para ampliar o processo de aprendizagem, produzir programas inovadores e instilar um senso de orgulho nas crianças com relação a partes do seu ser com que elas contam naturalmente. Quando as crianças são reconhecidas por seus múltiplos talentos, incluindo aí os talentos intuitivos, elas conseguem então começar a explorar todas as partes de si mesmas e a aprender a integrá-las para que se tornem mais produtivas.

As crianças devem ser testadas quanto às suas aptidões intuitivas?

Se os testes forem destinados a permitir que a ciência entenda as aptidões intuitivas e que ajude as crianças a usá-las, então esses testes podem beneficiar as futuras gerações. As crianças podem dar sugestões e meios de investigação que podem ajudar os cientistas a testar seus talentos naturais mais efetivamente.

Os adultos conseguem desenvolver seu sexto sentido se não tiverem sido incentivados a fazer isso na infância?

As aptidões intuitivas podem ser desenvolvidas em qualquer momento da vida. Diferentemente dos talentos físicos, não há uma idade melhor para desenvolver os talentos intuitivos. Só é preciso ter disposição para se conscientizar dessas habilidades, abertura para experimentar e vontade de trabalhar com o propósito de alcançar percepções e impressões. Suas aptidões intuitivas já estão com você; com direcionamento e liberdade, o desenvolvimento permanente delas será seu.

As aptidões intuitivas deveriam ser encaminhadas nas escolas públicas?

As aptidões intuitivas são usadas diariamente nas escolas públicas: o professor que sente os problemas de uma criança quando esta não está conseguindo expressá-los verbalmente; a criança que cria uma figura ou se expressa de modo original; o professor ou o aluno que está reagindo aos humores dos outros; a criança que se aproxima espontaneamente de outra para ajudá-la e encorajar seu trabalho. Reconhecer os talentos invisíveis nas crianças serve para torná-los instrumentos de trabalho visíveis para se atingir uma educação e um aprendizado melhores.

Quem seria o mais indicado para ensinar as crianças sobre o sexto sentido delas? Os pais? Os professores? Os intuitivos?

O título não é tão importante quanto os sentimentos. Aqueles que guardarem as melhores intenções no próprio coração em relação às crianças, que forem abertos, amorosos e estiverem dispostos a aprender sobre as aptidões intuitivas serão bons professores. Alguns pais se relacionarão com mais facilidade com as aptidões intuitivas dos filhos do que outros porque conhecem sua própria intuição. A mesma coisa ocorre em relação a professores e intuitivos. As pessoas que forem honestas e desejarem explorar seu próprio potencial estarão dispostas a ajudar as crianças a explorar os delas ou a encontrar aquelas pessoas treinadas em talentos específicos que podem dar uma ajuda mais extensa.

Por que existe uma diferença tão radical entre a visão da cultura moderna ocidental e aquela das culturas primitivas ou passadas com relação às crianças intuitivas?

Os avanços extremamente materiais e tecnológicos da sociedade ocidental moderna enfatizou os objetivos e as recompensas materiais palpáveis. Todas as culturas alegram-se com suas crianças, entretanto, as culturas primitivas e passadas não perderam o sentido do enfoque mais espiritual de seus ancestrais ou o substituiu por avanços materiais. A cultura ocidental, embora tenha avançado no sentido de dar uma existência mais confortável aos homens, precisa voltar a um enfoque equilibrado em relação ao conhecimento e ao ser, tanto no sentido material quanto imaterial.

As Crianças, por Elas Mesmas

Não sei. Meus pais pensam que eu tenho problemas. Eles me acham esquisita. Estranha. Seja lá o que for. Continuam me mandando para psiquiatras, mas eles não me entendem. Pensam que eu sou louca, mas eu sei que não sou. Às vezes, vejo coisas. Sei quando as coisas são verdadeiras. Percebo quando um professor está mentindo para mim. E daí eles ficam bravos. Isso acontece também com minha mãe. Quando lhe digo algumas verdades, ela fica muito brava. Eu sei o que as pessoas vão dizer antes que elas digam. Vejo cores em volta dos meus professores. Sei quando algum dos meus amigos está triste, mas não sei o que fazer a respeito disso, o que me deixa infeliz.

Meu irmãozinho é danado, mas sei quando minha mãe ou meu pai estão errados em relação a ele, daí eu falo por ele e me meto numa confusão. Gosto de pintar, mas a maioria das pessoas não entende o que eu pinto, assim acho que vou parar de pintar. Às vezes acho que não sou deste mundo. Gostaria de ter alguém para conversar de vez em quando. Eu me sinto muito sozinha.

— Christina, 14 anos

Rachel, minha irmã, morreu num acidente de carro há três anos. Ela vem me visitar muitas vezes em sonho. No começo achei que eu estava suprindo a falta dela com meus sonhos. Ela me conta como é estar morta. Ela me diz que fala muito com nossa família. Diz que está com meus avós e minha tia Cathy que morreu de câncer. Conto aos meus pais coisas inequívocas que ela me conta e que eu não sabia antes. Isso os assusta e por isso eu não lhes conto mais nada. Meus amigos riram de mim, mas eu sei que minha irmã está ali.

— Danielle, 13 anos

Oi. Eu sei coisas. Como aconteceu na semana passada quando eu estava indo para casa e sabia que alguma coisa ia acontecer bem na minha frente. Você pode até sentir isso. Sabe como é? Com tanta certeza quanto o fato de um dos amigos do meu irmão ter levado um tiro ali na esquina. Bem na minha frente. Mais coisas aconteceram. Sua gangue estava procurando acertar as contas. Eu me virei para Jason e lhe disse que eles iriam atrás dele. Que saísse dali. Eu simplesmente sabia que a coisa era com ele, mas não conseguia dizer a razão. Mais tarde fiquei sabendo que Jason tinha negócios antigos com eles. Eu sabia essas coisas. Isso me acontece sempre. Meu apelido nas ruas é Majik.

— David, 12 anos

"Um mundo especial"

Eu gostaria de viver num mundo especial. Seria um mundo em que as pessoas não machucariam umas às outras. Onde cresceriam flores e as pessoas não matariam os animais. Nesse mundo todos viveriam em segurança e teriam uma casa. As pessoas ajudariam as outras quando elas ficassem doentes apenas com um toque de suas mãos. Todos teriam uma família e conseguiriam ter o que comer em todas as refeições. Aprenderíamos a falar com nossos anjos e eles nos ajudariam com a lição de casa. Ninguém seria ruim. Se alguns fossem, nós falaríamos com eles. E ninguém jamais morreria. E nós os conheceríamos e falaríamos com eles. Todos seriam felizes e, se eles estivessem tristes, nós os ajudaríamos.

Meu anjo me disse que sou especial e que eu posso fazer as pessoas se sentirem melhor. Algumas vezes basta eu tocar alguém para que a pessoa se sinta melhor. Eu fazia isso com minha irmãzinha quando ela estava doente. Faço isso com meu pai e minha mãe, mas eles não sabem disso. Eles apenas se sentem melhor. Quando eu era pequena eu via minha avó e minha tia nos meus sonhos. Elas pareciam lindas e me falavam sobre o futuro. Elas me contavam como vai ser tudo. Elas me disseram que as pessoas não vão usar carros para ir de um lugar para o outro. Que as pessoas não vão precisar de muita comida. E que saberemos o que todo mundo está pensando. Gostaria de viver nesse mundo. Ali, todo mundo é especial. Foi minha avó que me contou isso.

— Kerrie, 6 anos

Sonhei um dia com meu avô. Não o conheci, mas o vi numa fotografia e fiquei gostando muito dele. Acho que ele se parece comigo, mas todos dizem que ele é parecido com meu irmão. De qualquer maneira, nesse sonho meu avô falou comigo. Ele disse: "Você vai crescer para ser um homem muito bom. Não precisa se preocupar com nada. Você não vai ter câncer como eu." Ele sorriu para mim e eu me senti muito bem. E então eu acordei. Não consegui dormir de novo porque eu estava muito excitado e acho que um pouco assustado. Quando contei isso para minha mãe — era o pai dela —, ela ficou de um jeito que parecia que eu tinha batido nela ou coisa parecida. Ela perguntou como é que eu sabia que ele tinha morrido de câncer. Será que ela tinha me contado? Eu respondi que não. Ele tinha morrido de câncer? Ela me disse que sim, dez anos antes do meu nascimento. Eu perguntei a ela por que eu deveria saber disso, então? Ela não me respondeu. Acho que ela ficou muito perturbada.

— Felipe, 11 anos

Tenho anjos. Eles vêm me ver quando ninguém está por perto e me fazem cócegas. Eu gosto muito deles. Eles são bonitos de verdade. Eu gostaria que eles fossem à escola comigo de vez em quando, mas eu só os vejo quando eu estou bem quieto. Espero que eles fiquem comigo para sempre.

— La Toya, 6 anos

"Meu gato Fluffy"

Uma vez, quando eu e o Fluffy estávamos dormindo, nós dois sonhamos que podíamos voar. Voamos pela janela e por cima das árvores. Foi muito bom. O Fluffy não estava assustado porque eu estava com ele. Não precisávamos de asas nem de nada. Voamos entre as nuvens e sobre a casa de Jessica. Jessica estava dormindo vestida com seu pijama amarelo. Algumas vezes quando eu durmo na casa dela ela usa esse pijama. O Fluffy não quis ficar na casa de Jessica porque ela tem um cachorro que não é muito legal com gatos. Então, eu e Fluffy voamos para a casa da vovó. Acho que ela nunca dorme, porque ela estava assistindo à televisão. Estava ficando chato, por isso eu e Fluffy voltamos para casa e fomos dormir.

— Nikki, 8 anos

Minhas experiências parapsíquicas e espirituais começaram quando eu era muito pequena. Um dos exemplos mais precoces do meu lado espiritual era minha ligação com a natureza.

Quando eu era muito nova, olhar para uma árvore não significava apenas pensar em subir nela ou construir uma casa em seus galhos. Minha mente voava de volta no tempo, olhando dentro da árvore. Eu podia me concentrar em suas experiências, quase como se estivesse sentindo suas alegrias e dores do passado. Podia começar a ver a figura de outras pessoas que estiveram naquele lugar, talvez no mesmo ponto. Lembro-me especificamente da imagem de um acontecimento que ocorreu na época da Renascença junto ou perto desta mesma velha árvore. Quer essa árvore já existisse ou não, ela definitivamente guardou esses segredos, e eu tenho a mais absoluta certeza de que são verdadeiros.

Percebi também quando eu era criança que eu tinha uma outra aptidão ("talento") para lidar com fantasmas. No começo, eu não entendia o sentimento forte e muitas vezes assustador que me atacava quando ia a lugares em que alguém tinha morrido ou onde um espírito morava, estava de visita ou estava confinado. Eu ficava confusa por ter essas sensações, guardá-las em silêncio e então escutar as histórias desses mesmos lugares e o que tinha acontecido com algumas pessoas já falecidas.

Nunca me envergonhei das aptidões a mais que possuo, sempre as encarei como uma bênção. Em alguns casos elas evitaram mesmo que algumas pessoas se vissem diante de situações perigosas. Sempre vou tentar ajudar os outros e agradecer pelo que me foi dado, por tanto tempo quanto eu puder.

— Becky, 16 anos